AF297103

ÉTUDES CLINIQUES

SUR LE TRAITEMENT

DES BUBONS VÉNÉRIENS

COMPRESSION COMBINÉE A DIVERSES MÉTHODES THÉRAPEUTIQUES

PAR

LE DR É. GAVOY

MÉDECIN-MAJOR DE 1re CLASSE DES HOPITAUX MILITAIRES

PARIS

OCTAVE DOIN, ÉDITEUR

8, PLACE DE L'ODÉON

1882

ÉTUDES CLINIQUES

SUR LE TRAITEMENT

DES BUBONS VÉNÉRIENS

PARIS. — INPRIMERIE ÉMILE MARTINET, RUE MIGNON, 2.

ÉTUDES CLINIQUES

SUR LE TRAITEMENT

DES BUBONS VÉNÉRIENS

COMPRESSION COMBINÉE A DIVERSES MÉTHODES THÉRAPEUTIQUES

PAR

LE Dr É. GAVOY

MÉDECIN-MAJOR DE 1re CLASSE

PARIS

OCTAVE DOIN, ÉDITEUR

8, PLACE DE L'ODÉON

1882

ÉTUDES CLINIQUES

SUR LE

TRAITEMENT DES BUBONS VÉNÉRIENS

« Multa renascentur quæ jam cecidere, cadentque.
Quæ nunc sunt in honore..... »
(HORACE, *ad Pisones*, vers 70-71).

PRÉAMBULE

NOTICE DE SYPHILOGRAPHIE

Plusieurs syphilographes ont nié que les auteurs anciens connaissaient la syphilis ($\sigma\upsilon\varsigma$, *porcus*; $\varphi\iota\lambda\iota\alpha$, *amor*; *amour sale*). Leurs descriptions, il est vrai, sont toujours assez vagues, mais elles suffisent pour établir que les manifestations générales de la syphilis ne leur étaient pas inconnues.

Les premières observations nosographiques ne remontent pas au delà des écrivains du quinzième siècle; elles apparurent à la suite de la grande épidémie qui régna dans toute l'Europe, attribuée alors à l'invasion du roi de France Charles VIII dans le royaume de Naples en 1494, sous le pontificat d'Alexandre VI, et à l'arrivée en Italie des troupes espagnoles, composées en grande partie de soldats ramenés d'Amérique soit par Christophe Colomb, soit par Antoine de Torrez ou par Pierre de Margarit.

Il est peu de maladies dont l'origine ait soulevé autant de polémiques que la syphilis. Les arguments en faveur ou contre son ancienneté, ont été soutenus tour à tour par des auteurs des plus recommandables. Les détails multiples que comporte ce sujet doivent être étudiés dans les traités spéciaux; je ne donnerai ici qu'un aperçu historique très succinct et rapide.

Ancienneté.— Les partisans de l'ancienneté de la syphilis s'appuient sur le passage du Lévitique (chapître XV), relatif à l'impureté des hommes et des femmes, et à la transmission, par le rapprochement des deux sexes, de maladies contagieuses des organes génitaux.

On a cité encore les caractères de la maladie du saint homme Job [1], dont la violence tourmentait les jointures des membres, et couvrait tout le corps d'ulcères.

Les poètes anciens donnent la description la plus détaillée de l'apparence du *cinœdus* et du *pathicus*.

Ils racontent les suites morbides de la pédérastie, et les infirmités de la tourbe des eunuques.

L'explorateur et historien Hérodote, dans son livre appelé Clio (400 ans environ avant l'ère chrétienne), parle d'une maladie nommée *morbus femineus*, maladie féminine, infligée, par la vengeance de Vénus Uranie, aux Scythes qui avaient pillé son temple dans la Palestine.

Hippocrate décrit assez vaguement cette maladie des Scythes, mais dans son traité de *Naturâ muliebri*, il indique le moyen à employer pour guérir les ulcères des parties génitales; Hérodote, roi des Juifs, vit ses parties génitales tomber en gangrène, et l'infortuné anachorète Héron fut

---

1. *Livre de Job*, chap. xix, vers 17 et 20 : « Pendant la nuit, ma bouche transpercée de douleurs, et les tourments qui me dévorent ne me laissent point de repos. »

atteint d'un anthrax à la verge, survenu à la suite d'un commerce avec une femme prostituée.

Pline raconte l'histoire d'une jeune femme qui, voyant son mari atteint de gangrène des parties génitales, se précipita avec lui dans le lac de Côme.

Galien, Paul d'Egine, Ætius et Avicenne parlent d'ulcères qui rongent la verge. Les écrits de Lanfrand de Milan (1290), de Bernard de Gordon, de Montpellier (1300), de Guy de Chauliac (1360), de Valescus de Tarente, professeur de Montpellier (1400), indiquent que ces auteurs ont connu les ulcères et les bubons. Jean de Gand, duc de Lancastre, meurt en 1399 de la pourriture des parties génitales, à la suite de commerce avec les femmes. Les statuts de salubrité du lupanar d'Avignon (8 août 1347), attribués à la reine Jeanne Ire de Naples, reine des deux Siciles et comtesse de Provence, rapportés en langue provençale par Astruc, ordonnent que la supérieure et un barbier, envoyés par les consuls, visiteront tous les samedis les filles de joie, pour s'assurer si elles n'auraient pas contracté quelque *mal de paillardise*[1].

De pareils établissements existaient depuis longtemps déjà à Rome, près du palais du pape, en Angleterre et en France.— En 1497, le parlement de Paris prend un arrêté prescrivant, sous peine de la hart, la réclusion pour les habitants infectés, et l'expulsion hors de la ville pour les étrangers.

A partir de cette époque, les descriptions se multiplient.

---

1. ART. IV. — La reino vol que toudés lous Samdés la bayglouno et un barbier députat das consouls, visitoun todos las fillios débauchados que saran au bourdéou, é sé s'en trobo qualcuno qu'abia mau vingu de palliardiso, que talos fillios sian séparados et lougeados à part, afin que non la connaygoun, per évita lou mou que la jovinesso pourrié prendré.

La syphilis occupe en ce moment tous les esprits, exerce la sagacité de tous les observateurs. Jean de Vigo, médecin-chirurgien du pape Jules II, Faloppe [1] décrivent avec détails les affections qui viennent sur les parties honteuses à la suite d'*échauffaisons* ou d'un commerce impur; Jérome Frascator résume tout ce que ses devanciers ont écrit avant lui sur cette maladie, dans un livre qu'il dédie *au cardinal du pape Léon X*.

Origine. — L'origine de la syphilis n'est pas mieux éclairée; elle fut d'abord attribuée aux Marranos, ou Juifs chassés d'Espagne en 1492 par Ferdinand V, qui l'auraient importée en France et en Italie, où elle acquit, lors de l'arrivée de Charles VIII et des troupes de Gonzalve de Cordoue dans le royaume de Naples, toute l'extension et les caractères d'une épidémie redoutable. Cordini Gilini [2], et beaucoup d'écrivains de cette époque, la désignent sous le nom de *mal français*, tandis que les Français l'appelèrent le *mal de Naples*. Alexandre Benoît, de Vérone (1495), considéra la maladie comme venue d'Occident, par une maligne influence des astres; Antoine Benivonio [3] dit que ce mal (la peste de 1494) venait d'Espagne, s'était répandu en Italie, ensuite en France, tandis que les anciens brahmes du Thibet et de l'Indoustan l'ont attribué aux Persans, et le désignent de temps immémorial sous le nom de *feu persan;* Baptiste Fulgose (Milan, 1509) fait dériver la syphilis de l'Éthiopie (Indes orientales), d'où elle fut apportée en Espagne et en Italie par les soldats qui faisaient partie de l'expédition de Naples. Sydenham en fait remonter l'origine aux esclaves nègres d'Afrique

1. *Morbo gallico*, 1555.
2. *Opusculum de morbo gallico*, 1496.
3. *De abditis rerum causis*. Florence, 1506.

importés en Amérique ; cette hypothèse, soutenue par Boerhaave, est empruntée à Janson (1680), qui avait passé plusieurs années aux Indes occidentales. Ces deux assertions sont cependant combattues par Sanches[1], qui cherche à prouver que la syphilis existait en Europe avant le retour de Christophe Colomb de son premier voyage aux îles Caraïbes (1493) ; ce fait est affirmé par Hensler[2]. Bassereau arrive à des conclusions contraires : La syphilis serait d'importation américaine, et son existence dans le nouveau monde remonterait à une époque impossible à préciser, mais bien antérieure à la date de son apparition en Europe. — Comme on le voit, l'accord n'existe pas encore sur l'origine de la syphilis.

Nicolas Léonicéno, de Vicence, professeur de médecine à Ferrare, dans une dissertation latine[3], considère le *mal français* comme un mal qui a dû être connu de tout temps, parce que les hommes ont été toujours constitués de la même manière, et toujours soumis aux mêmes influences, aux mêmes passions.

Cette opinion me paraît la plus juste, car la débauche a déterminé aux parties génitales, autrefois comme aujourd'hui, des maladies plus ou moins graves que l'état de la science d'alors ne permettait pas de discerner dans le chaos des maladies de la peau. Ainsi la lèpre a été, pour les premiers auteurs, une maladie fort complexe, susceptible de plusieurs dégénérescences, entre autres la syphilis, comme le témoigne l'assertion de quelques médecins arabes, déclarant que des ulcères survenaient

---

1. *Dissertation sur l'origine de la maladie vénérienne.* Examen historique sur l'apparition de la maladie vénérienne en Europe.
2. *Geschichte der Lastseuche*, Albona, vol. I, 1783, et vol. II, 1789.
3. *Morbo gallico*, 1497.

à la verge par le commerce avec des femmes lépreuses.

L'invasion d'une grande armée dans un pays, par les causes léthifères multiples et diverses qu'elle provoque, peut certainement occasionner une extension plus grande d'une maladie ou le développement même d'affections particulières, mais occupant déjà une place dans le cadre nosologique ; sa présence seule ne peut faire éclore de toute pièce une maladie nouvelle, inconnue jusqu'alors des peuples qui composent ces armées.

La syphilis a dû exister de tout temps chez toutes les races d'hommes ; les descriptions seules des premiers observateurs nous font défaut. L'épidémie qui fit explosion en 1495 sous les murs de Naples, assiégée par les Français et défendue par les Italiens et les Espagnols, ne fut que la recrudescence d'une maladie ancienne, connue antérieurement dans les pays où chacune de ces armées avait été recrutée, comme le prouvent toutes les dissertations écrites sur ce sujet, tendant à rapporter l'origine de la syphilis, soit à l'armée française, soit à l'armée italienne, soit à l'armée espagnole, ou exclusivement aux nègres de l'Amérique importés d'Afrique.

Les divers documents des écrivains de l'antiquité et du moyen âge établissent d'une manière certaine que les praticiens d'alors, comme ceux de nos jours, observaient sur leurs clients des chancres, des ulcères rongeants, des pustules hideuses sur le corps et à l'anus contagieuses par le coït ; des bubons qui suppuraient, d'autres qui ne s'ouvraient pas, formant une tumeur ou un groupe de nodosités dans le pli de l'aine.

Comment admettre que tout cela venait toujours sans *virus spécifiques*, en un mot n'était jamais suivi de vérole ? Par quel maligne influence des astres, ou quel caprice de Vénus, ces accidents sont-ils tout à coup devenus spécifiques, et à quelle époque cette métamorphose s'est-elle produite; d'où est sorti ce virus qui n'existait pas encore; quel concours de circonstances a-t-il pu le créer?... Les partisans de l'origine moderne de la syphilis auraient dû prévenir et élucider ces objections!...

CONSIDÉRATIONS GÉNÉRALES

Le bubon (βουβών, aine) est une tumeur formée par le gonflement d'une glande lymphatique des plis de l'aine ou des aisselles, survenant à la suite d'un ulcère vénérien, des parties d'où émanent les vaisseaux lymphatiques afférents au ganglion phlogosé.

Lés bubons peuvent apparaître dans toutes les régions du corps pourvues de ganglions lymphatiques, mais ceux des aines (*bubons inguinaux*) sont à peu près exclusivement observés; les bubons des aisselles (*bubons subaxillaires*), de l'épitrochlée, sont beaucoup plus rares; ils se montrent à la suite d'ulcères vénériens des doigts.

Aperçu historique. — Le bubon est aussi ancien que les ulcères des parties génitales. Cependant Fallope[1] assure qu'il était inconnu des anciens : « in inguinius tumores gallici suboriuntur, quos non novit antiquitas », et Astruc[2] prétend qu'il n'en est fait mention pour la première fois qu'environ quarante ans après l'épidémie de

1. *Morbo gallico*, 1555.
2. *De morbis veneris*. Paris, 1755

1494, par Lobera, en 1540, par Antoine Lecoq[1], et par Nicolas Massa[2].

Il est difficile de croire que cet accident si fréquent du chancre n'ait pas été observé précisément pendant cette grande épidémie de 1494, qui attira l'attention de tant de médecins remarquables de cette époque; on en trouve cependant une indication certaine dans ce passage de Marcellus de Cumes, auteur du premier écrit sur les maladies vénériennes : « Ego Marcellus Cumanus infinitos bubones causatos ex pustulis virgæ curavi. » — On doit plutôt attribuer le manque de descriptions exactes et de détails précis sur ce sujet aux connaissances peu étendues des premiers observateurs sur les relations pathogéniques du bubon avec les maladies des organes génitaux.

Les ulcères vénériens ayant existé de tout temps, il est plus rationnel de croire que le bubon est contemporain de tous les accidents qui peuvent survenir aux parties génitales après un coït impur.

Le bubon était connu des Grecs; ils le désignaient sous le nom de βουβών φυμα, et φυγελον. Il était également connu des Romains, comme le témoignent les épigrammes de Juvénal et la satyre de Martial, reprochant à une courtisane les stigmates qu'elle porte au pli de l'aine. Les écrits de Celse et de Galien en font mention (*phymata purulenta*). Sextus Placitus donne des remèdes contre *bubones seu tumores ad inguinâ*; Guillaume de Salicet, médecin de plaisance en 1270, décrit également les tumeurs des aines post coïtum[3]; Lanfranc, de Milan, Guy de Chauliac, de

1. Le virus se jette dans les aines et en tuméfié les glandes (*De ligno sancto non permiscendo*, chap. I, 1540).

2. Les pustules des parties honteuses sont suivies de tumeurs aux aines (*De morbo gallico*, chap. VIII, liv. I, 1552).

3. Chap. II, *De apostemate in inguibus*.

Montpellier, et Pierre d'Argelata, de Bologne, parlent d'ulcères et de bubons venant *propter decubitum cum muliere fœdâ*.

Tous les syphilographes qui ont écrit depuis la fin du XVe siècle se sont occupés des bubons.

Les descriptions particulières, les théories sur la formation, ainsi que les méthodes de traitement, deviennent de plus en plus nombreuses, mais la véritable pathogénie du bubon ne fut bien connue qu'après la découverte des vaisseaux lymphatiques.

La différence entre les diverses espèces n'a été bien étudiée et décrite qu'en ces derniers temps, et ne remonte guère au delà des travaux de Ricord, sur l'inoculabilité du pus issu de ces glandes abcédées. Par ses expériences multiples, il détermina leur nature et leur origine; il posa des connaissances nouvelles et exactes sur la pathogénie des bubons vénériens.

Synonymie. — Les anciens auteurs appellent le bubon apostema, dragonneau; aposthemata inguinum (Nicolas Massa); bubon apostema vel dragunzelus inguinis (Guillaume de Salicet); il est désigné vulgairement sous le nom de *poulain*, parce que les malades sont obligés d'écarter les jambes en marchant comme un jeune poulain aux allures embarrassées.

Aujourd'hui, on lui donne le nom d'adénite inguinale, d'adénite vénérienne, d'adénopathie vénérienne, de ganglionnite.

Pathogénie. — Le bubon est rarement primitif; l'intumescence du tissu adénique provient le plus souvent de l'irritation produite par un ulcère vénérien sur l'extrémité des vaisseaux lymphatiques afférents au ganglion, ou bien elle est le résultat de l'absorption du virus spécifique du chancre.

Les vaisseaux lymphatiques naissent au sein même des tissus, sans aucune communication directe avec le système vasculaire, se rendent aux ganglions, dans lesquels ils pénètrent par différents points de la capsule, et s'ouvrent dans le système cavitaire[1], formé par de petits faisceaux réticulés de tissu conjonctif, se détachant en rayonnant de la paroi des vaisseaux sanguins; ce système cavitaire donne naissance aux vaisseaux lymphatiques efférents du ganglion émergeant par le hile.

Lorsque les racines des vaisseaux afférents plongent dans un foyer inflammatoire, il se développe une irritation dans les vaisseaux lymphatiques dont le volume augmente, et forme bientôt un cordon dur, plein, jusqu'à la glande. Des coupes durcies dans l'alcool, préparées par le picrocarminate et la glycérine, permettent de voir que l'épithélium est gonflé, desquamé; le vaisseau rempli de globules de pus; la paroi et le tissu conjonctif infiltrés de cellules embryonnaires : c'est la lymphangite ou inflammation du vaisseau; cette inflammation arrive par propagation de proche en proche jusqu'à la glande. Le ganglion enflammé augmente de volume, prend une forme sphérique ou s'aplatit sur les ganglions voisins tuméfiés; le tissu cellulaire périganglionnaire se congestionne et suit la marche du processus inflammatoire, pouvant se terminer par induration ou aboutir à un phlegmon, nommé adéno-phlegmon par Follin.

Le système caverneux lymphatique congestionné est le siège d'un œdème inflammatoire. L'hyperhémie, à un

---

1. Sinus et courants lymphatiques de His.

degré plus élevé, détermine une coloration rouge brun de tout le parenchyme, qui ressemble au tissu splénique.

L'inflammation augmente, il se forme des îlots purulents ou un foyer unique; en même temps le tissu conjonctif périphérique se convertit en un abcès qui entoure le ganglion d'une nappe de pus. Des coupes minces montrent au microscope la disparition totale du stroma réticulé du système caverneux.

Les vaisseaux lymphatiques sont les principaux agents de l'absorption : ils peuvent transporter au ganglion des substances irritantes élaborées dans le foyer inflammatoire, possédant un caractère spécifique susceptible de produire, par une sorte d'inoculation, un chancre ganglionnaire.

Division. — Ces deux modes de formation de l'adénite conduisent à diviser le bubon successif au chancre en *sympathique* et en *virulent*[1].

Le bubon sympathique est le résultat du retentissement inflammatoire sur la glande produit par le chancre; il peut avoir pour antécédent une plaie simple. Sa marche est lente ou aiguë, et se termine, dans la moitié des cas, par résolution ou par suppuration; le pus n'est pas susceptible de donner naissance par inoculation à un chancre. L'adénite simple est formée par une ou plusieurs glandes, avec empâtement du tissu cellulaire périphérique. Les ganglions superficiels peuvent être seuls affectés.

Le bubon virulent ou chancreux résulte de l'absorption, de la migration du pus d'un chancre à travers les vaisseaux lymphatiques, jusqu'au ganglion le plus rapproché du chancre.

Le premier ganglion du groupe superficiel est seul at-

1. Ricord, *Lettre à la Gazette médicale.*

teint; jamais l'action spécifique du chancre ne s'étend au
delà (Ricord). Cette particularité a fait donner au bubon
vénérien le nom d'adénite *monoglandulaire;* elle peut
être expliquée par ce fait, que les vaisseaux afférents se
terminent dans le système caverneux du ganglion où ils dé-
versent le pus chancreux, qui détermine dans le tissu adénique une réaction plus ou moins vive: la congestion, la
tuméfaction, et une inflammation des plus aiguës. Avec le
bubon virulent, dit Ricord, la résolution est impossible, la
suppuration est fatale, nécessaire. La plaie consécutive à
l'ouverture spontanée ou artificielle prendra l'aspect, la
forme et la marche d'un chancre. A un moment donné, le
foyer total se compose de deux couches : la superficielle
est un phlegmon simple du tissu cellulo-adipeux (*adéno-
phlegmon* de Follin), la profonde, toujours enkystée, est
formée par le ganglion. Le premier pus n'est pas inoculable, tandis que le second l'est toujours, lorsqu'il est pris
en temps opportun[1]; il en est de même du pus des glandes
voisines, soit superficielles, soit profondes, susceptibles
de s'enflammer ou de se tuméfier en même temps[2].

Le pus du chancre transporté au ganglion peut y exercer une action toute particulière en rapport avec sa nature;
produire le gonflement d'un certain nombre de ganglions
nettement isolés les uns des autres (*pléiade ganglionnaire*),
principalement du ganglion le plus voisin du chancre,
appelé, par Ricord (*ganglion anatomique*). Ce ganglion
présente le volume d'une aveline ou d'une noisette; il est
dur, immobile; la peau glisse sur lui, il est indolent, sans
aucun phénomène inflammatoire, c'est le *bubon syphili-*

---

1. Ricord, *Lettres sur la syphilis,* 2ᵉ édition, p. 281.
2. Ricord, *Traité des maladies vénériennes,* p. 140.

tique; il se termine rarement par suppuration. *Le bubon qui suppure n'est pas syphilitique*, dit Ricord, cependant il est avéré qu'il peut augmenter de volume et marcher à la suppuration, à la suite de complications inflammatoires toutes locales; sa présence indique une infection générale constitutionnelle. Le pus n'est pas inoculable sur le même sujet.

Le bubon inguinal peut se montrer sans être précédé de chancre, d'ulcération de la verge ou des parties environnantes, après un coït suspect; on l'appelle *bubon d'emblée*. Le fait a été discuté; les témoignages de Hunter, Wallace, Lallemand, Baumès, Gibert, Vidal (de Cassis), Reynaud (de Toulon), donnent une grande valeur à cette opinion.

Siège. — Chacune de ces espèces de bubons peut occuper le pli de l'aine au-dessus du ligament de Fallope (*bubons abdominaux*), ou au-dessous (*bubons cruraux*), ou siéger sur le pubis; envahir un côté seulement du pli inguinal (*monadénite*), ou se manifester aux deux aines à la fois (*bubon bilatéral, biinguinal, adénite double*) ; être superficiel ou profond, c'est-à-dire être formé par les ganglions sous-cutanés, ou par les glandes sous-aponévrotiques, ou par ces deux ordres de glandes à la fois (Desruelles). Par rapport à l'accident primitif qui lui a donné naissance, il est *direct* ou du même côté que le chancre, ou bien *croisé*, c'est-à-dire du côté opposé de la verge à celui qu'occupe le chancre.

Le volume du bubon, le degré d'acuité des symptômes inflammatoires qu'il présente, ne sont pas en rapport direct avec le nombre, l'étendue ou l'intensité de l'inflammation du chancre. On voit, dit Cullerier, des malades, dont les parties génitales sont couvertes de chancres éminemment inflammatoires, être exempts de bubons, tandis que d'autres, ayant un seul chancre peu douloureux, voient leurs glandes inguinales s'engorger d'une manière très intense.

Anatomie pathologique. — Velpeau a divisé en trois périodes la marche inflammatoire de l'adénite.

Induration. — Dans cette première période, les ganglions sont considérablement augmentés de volume, durs et de forme sphéroïdale; il y a congestion et œdème inflammatoire, principalement dans le . système caverneux lymphatique. La suffusion sanguine, dans certains cas, donne au parenchyme du ganglion une couleur rouge brun, analogue à celle du tissu splénique; la coupe présente çà et là de petites ecchymoses, le gonflement et la multiplication des noyaux des cellules épithéliales, la tuméfaction des fibres du système caverneux.

Ramollissement. — Les ganglions sont plus friables et leur coloration plus foncée; la distinction entre les deux substances qui les composent n'est plus possible. Lorsqu'on racle la surface d'une coupe, on obtient un suc très abondant, contenant un grand nombre de cellules lymphatiques et de grosses cellules épithéliales, à un ou plusieurs noyaux.

Suppuration. — Lorsque l'inflammation arrive à la suppuration du ganglion, il se forme des îlots purulents, ou un foyer unique. Une coupe montre la destruction des fibrilles du stroma réticulé au niveau des îlots purulents, et l'infiltration du tissu conjonctif, qui entoure les gros vaisseaux, par des globules de pus.

A la limite des îlots purulents, les fibrilles du stroma se gonflent, se ramollissent, tombent en détritus; les divers foyers s'agrandissent, se réunissent, forment ainsi un abcès unique. Lorsque le ganglion suppure lentement, tout le tissu adénique est détruit; il ne reste plus que la capsule celluleuse du ganglion, qui forme un kyste purulent.

Cette coque sera usée, perforée par le pus, qui s'épanche dans le tissu cellulaire périganglionnaire, ou se mélange au pus de l'adéno-phlegmon.

Symptômes. — Pendant les premiers jours, les malades éprouvent en marchant une gêne, de la fatigue dans le pli de l'aine, qui appelle leur attention, et leur fait découvrir une ou plusieurs glandes. Elles restent stationnaires, ou diminuent peu à peu; si elles augmentent de volume, elles deviennent dures ou rénitentes, douloureuses à la pression; le tissu périphérique s'empâte, et bientôt apparaît une tumeur plus ou moins élevée, de forme ronde, ovoïde ou oblongue, sans changement de couleur de la peau; ou bien avec rougeur et chaleur des téguments, endolorissement local, extrême sensibilité, difficulté absolue de la marche, troubles fonctionnels, etc., etc.

Le bubon une fois développé, reste stationnaire à l'état d'induration indolente ou peu douloureuse, puis marche vers la résolution ou l'induration; ou bien se ramollit et offre au centre un point plus empâté, qui devient bientôt fluctuant. La tumeur se ramollit successivement ou simultanément dans toute sa masse, la suppuration s'accroît, la collection purulente gagne en étendue, la peau s'amincit, s'ulcère, et livre passage au pus, par une ou plusieurs ouvertures.

L'abcès vidé, on trouve un kyste au milieu du tissu périganglionnaire phlegmoneux, mais le plus souvent la coque ganglionnaire a été rompue par l'ulcération, et les deux nappes purulentes se sont mélangées. Lorsque le bubon est virulent, le pus seul du kyste est inoculable ; celui du foyer superficiel ne le devient qu'après la communication des deux nappes.

Les bords de la plaie, amincis, rouges, légèrement ulcérés, s'épaississent ; le fond se déterge, devient rose, bourgeonne, et l'ulcère se comble ; parfois les téguments, amincis, décollés, se criblent de pertuis qui s'ulcèrent et se réunissent ; les bords de la plaie, renversés, roulés sur eux-mêmes, irréguliers, déchiquetés, taillés à pic, sont durs, violacés, surmontés de callosités ; le foyer, profond, grisâtre, est recouvert çà et là de dépôts pseudo-membraneux et de pus sanieux ; l'ulcération gagne, produit de grandes pertes de substance ; des diverticulum sous-cutanés retardent indéfiniment la guérison, et laissent après elle une cicatrice large, gaufrée, bridée, livide, stigmates indélébiles que les malades cherchent toujours à dissimuler.

Des malades atteints de vastes engorgements ganglionnaires se plaignent parfois d'irradiations douloureuses fort intenses dans le scrotum, la cuisse, la jambe, ou l'hypocondre droit ; ces douleurs me paraissent devoir être attribuées à la compression de quelques filets des nerfs sensitifs traversant la région inguinale : tel que le rameau scrotal de la grande branche abdominale du plexus lombaire, les rameaux de la branche inguinale interne (génito-crurale) du plexus lombaire, les rameaux perforants du nerf crural, les rameaux de la branche inguinale externe (fémorale cutanée externe) du plexus lombaire.

Diagnostic. — Au point de vue des applications pratiques qui en découlent, il est utile de rappeler certaines dispositions anatomiques des ganglions lymphatiques superficiels.

Après avoir enlevé la peau et le *fascia superficialis*, on découvre sur la face antérieure du *fascia cribriformis*, au-dessous du ligament de Fallope, les ganglions lymphatiques superficiels, au nombre de huit ou quinze, englobés dans une masse de tissu adipeux, rangés en forme de triangle à sommet inférieur, et dont la base appuie au ligament de Fallope.

Les ganglions situés aux trois angles de ce triangle sont *ovoïdes*, ceux de la partie intérieure sont *arrondis;* les ganglions de la base du triangle ont leur grand diamètre dirigé dans le sens du pli inguinal ; ceux de l'angle du sommet ont le grand axe vertical. Les ganglions de l'angle interne reçoivent les lymphatiques de la verge, du scrotum, du périnée et de l'anus; les ganglions de l'angle externe sont en rapport avec les lymphatiques émanés de la région fessière ; les ganglions qui occupent l'angle inférieur correspondent aux vaisseaux lymphatiques venant du membre inférieur.

Les ganglions de la partie intérieure du triangle sont unis aux lymphatiques qui accompagnent les veines tégumentaires abdominales jusqu'à l'aine, où ces vaisseaux pénètrent par le centre de la masse ganglionnaire.

Au-dessus du ligament de Fallope, on trouve deux ou trois petits ganglions en connexion avec les vaisseaux ymphatiques du fourreau de la verge.

Tous ces ganglions communiquent, à travers les orifices du *fascia cribriformis*, avec les glandes lymphatiques, au nombre de trois ou quatre, situées au-dessous de cette aponévrose.

Il résulte de cette disposition anatomique que la forme

et le siège de la tumeur seront, dans la plupart des cas, suffisants pour permettre de reconnaître la région qu'occupe l'accident qui a occasionné l'adénite, et de différencier ainsi le bubon vénérien des adénites survenues à la suite d'une ulcération, d'une plaie des pieds, de la jambe ou des fesses.

La confusion du bubon et de la hernie est assez facile à éviter ; il en est de même de quelques autres tumeurs, ainsi que des glandes scrofuleuses strumeuses, que Ricord appelle les *ganglions, des malades,* par opposition aux *ganglions de la maladie.*

La distinction entre le bubon imflammatoire et le bubon virulent offre plus de difficultés. Théoriquement on a donné des signes bien nets de chacun d'eux, mais dans la pratique, il n'est guère possible de les reconnaître de prime abord ; le degré d'inflammation, la rougeur, la chaleur, la douleur intense, la marche rapide vers la suppuration, dont on a voulu faire des signes pathognomoniques de l'adénite chancreuse, appartiennent également à l'adénite inflammatoire.

« Les signes indiqués pour différencier le bubon virulent des engorgements avec lesquels on peut les confondre, ne servent, dans la majorité des cas, qu'à établir un diagnostic rationnel ou de probabilité ; l'inoculation seule peut être considérée comme un signe irrécusable et pathognomonique. » (Ricord, *Traité des maladies vénériennes,* p. 151.)

« Le bubon chancreux, dit. A Fournier, se présente avec l'ensemble des symptômes qui caractérisent l'adénite aiguë. « Il n'est de diagnostic certain à établir entre ces deux bubons que consécutivement à l'ouverture de l'abcès, d'après l'aspect et les tendances de la plaie qui lui succède ; cette dernière ressource n'est même pas certaine,

car elle est parfois illusoire et manque dans bien des cas. »
A. Fournier reconnaît qu'il est des cas où, même après
l'ouverture de l'abcès, le médecin se trouve dans l'impossibilité de déterminer la nature du bubon. Plus d'une fois,
dit-il, il m'est arrivé de traiter des bubons abcédés à la
suite de chancres simples, sans parvenir à en préciser le
caractère, même après guérison [1]. Melchior Robert émet
un avis conforme aux précédents : « Lorsque la marche de
l'adénite simple est aiguë, le diagnostic différentiel est difficile. On reconnaît l'adénite virulente à la marche de
l'ulcération, dont la cicatrisation est difficile [2]. »

A côté de la difficulté du diagnostic différentiel sur la
nature des adénites, s'élève l'observation fort intéressante
des adénites doubles, provoquées en même temps ou successivement par un seul chancre de la verge, et dont l'une
suppure, s'ulcère, présente les signes donnés comme ca-
ractéristiques d'une plaie chancreuse : bords irréguliers,
taillés à pic, déchiquetés, enroulés sur eux-mêmes, violacés ; fond grisâtre, recouvert d'une pseudo-membrane
tendant sans cesse à s'élargir ; tandis que l'autre adénite,
après avoir offert les symptômes de l'adénite aiguë, se
ramollit et se termine par la résolution. On rencontre
aussi des malades atteints d'un seul chancre, présentant
les caractères d'un chancre simple ou serpigineux, qui a
donné naissance à une adénite volumineuse, à marche
aiguë, atteignant rapidement la suppuration ; en ce moment on voit se développer inopinément une roséole
syphilitique sur toute la surface du corps.

Terminaison. — Le bubon résulte de l'inflammation
du tissu adénique ; il ne diffère en rien des autres tumeurs

---

1. *Nouveau Dict. de méd. et de chir. pratiques*, art. BUBON.
2 *Nouveau traité des maladies vénériennes*, 1861, p. 433.

inflammatoires, et admet par conséquent les mêmes terminaisons que ce processus morbide :

La résolution, la suppuration, l'induration, ou le passage à l'état chronique.

Résolution. — La résolution est le mode de guérison le plus heureux et le plus avantageux, puisqu'il ne laisse aucun vestige, aucune trace, ni marque extérieure de désorganisation; elle s'annonce par la rémission des symptômes. La tumeur glandulaire perd de sa dureté, l'inflammation disparaît, le gonflement diminue par degrés, et, avec lui, la douleur et la gêne que le malade éprouvait en marchant. La résolution peut avoir lieu par une sorte de *délitescence brusque* en vingt-quatre ou quarante-huit heures, ainsi que je l'ai observé quelquefois; tel est le cas du malade de la salle 13, n° 2. — La résolution est la terminaison ordinaire, dans la moitié des cas environ, des bubons sympathiques.

Suppuration. — Lorsque la tumeur continue à s'accroître malgré tous les moyens employés, et s'enflamme, le malade ressent des pulsations profondes, éprouve quelquefois de la fièvre et des troubles généraux; le sommet de la tumeur ou la masse entière se ramollit; la suppuration s'établit dans un foyer unique, ou successivement sur divers points, et se révèle par la sensation particulière à toute collection purulente; la peau, privée du tissu cellulo-adipeux, usée par sa face profonde, s'amincit, devient rouge, violacée, et livre passage à un pus séreux, jaunâtre, roussâtre, sanguinolent; les bords de la plaie, irréguliers, s'épaississent, prennent une teinte rosée, et marchent vers la cicatrisation, ou bien ils s'ulcèrent, se recoquillent sur eux-mêmes, se couvrent de callosités, présentent, en un mot, tous les caractères d'une plaie

chancreuse; peu à peu les tissus perdent toute trace
d'organisation primitive; la guérison est lente, se fait
longtemps attendre; les malades sont découragés, ané-
miés par un long traitement dont ils ne conjecturent
plus le terme; enfin la plaie guérit, en laissant une cicatrice bridée, irrégulière, livide; telle est la marche, à peu
près sans exception, que suivent les bubons chancreux.

Induration. — La tumeur, après avoir acquis un certain volume, reste stationnaire, sans marcher vers la
résolution ou la suppuration; tous les signes d'inflammation disparaissent, et la masse glandulaire prend la
dureté du squirrhe (malades, salle 13, n°s 29 et 34). — Les
choses restent longtemps en cet état; quelques petits
abcès apparaissent successivement sur divers points,
forment des clapiers, des trajets fistuleux; la peau prend
une couleur violacée; une suppuration roussâtre s'établit
et traîne indéfiniment en longueur le traitement, épuisant
toutes les ressources thérapeutiques; la guérison complète
n'est obtenue qu'après bien des mois, et même des
années, en laissant toujours des cicatrices bridées,
irradiées, hideuses, et souvent une gêne dans les fonc-
tions du membre correspondant; l'induration est la terminaison ordinaire des bubons consécutifs aux chancres
indurés et des bubons strumeux.

Complication. — Le bubon suppuré n'atteint souvent la
guérison qu'après avoir subi quelques complications. Les
plus fréquentes sont les indurations inflammatoires, le
phlegmon diffus, le phagédénisme pour lequel le bubon
chancreux semble avoir une prédisposition, l'érysipèle et
la gangrène; des clapiers, des fistules, des cicatrices

indélébiles peuvent être la conséquence de la marche fréquemment déviée de tout bubon ulcéré.

Pronostic. — Le pronostic est toujours sérieux, à cause de l'ulcération qui peut survenir, et des complications imminentes aux bubons ouverts spontanément ou par l'intervention chirurgicale. Le jugement du bubon syphilitique est grave, parce qu'il indique une infection générale de l'économie.

MÉTHODES THÉRAPEUTIQUES

On a institué contre le bubon un grand nombre de moyens abortifs et curatifs différents, et préconisé les méthodes thérapeutiques les plus diverses, ainsi que le témoigne le tableau bibliographique ci-joint. La pratique m'a convaincu que toutes ces méthodes étaient également bonnes, mais qu'elles ne sont pas applicables également à tous les bubons, ou à toutes les périodes inflammatoires de ces tumeurs glandulaires ; enfin, que la plupart n'amènent à la guérison qu'après l'ouverture du foyer de l'abcès.

J'ai été conduit à étudier les indications particulières appartenant aux divers états cliniques présentés par un bubon, et à rechercher le meilleur moyen de traitement qui convient, pour provoquer la résolution, lorsqu'elle est encore possible ; pour éviter l'ouverture spontanée ou artificielle, lorsque l'abcès est déjà formé.

Quelques méthodes paraissent donner ce but si désirable, mais une alternative de succès et de revers m'a bientôt démontré qu'une seule et même médication ne peut convenir dans tous les cas de bubons; que les succès constants, attribués à tel ou tel traitement, amènent à de nombreuses déceptions, et que ce n'est que par la réunion de quelques-uns d'entre eux, qu'on peut arriver à constituer une méthode unique, en quelque sorte uniforme, se pliant à toutes les exigences des formes cliniques, aussi nombreuses que variées, des divers états de l'adénite inguinale.

La compression forme la base essentielle de ce traitement; elle est combinée à certains moyens thérapeutiques, qui la rendent *efficace* dans les cas particuliers où, seule, elle serait insuffisante, et *utile*, toutes les fois qu'elle serait impuissante à prévenir certains accidents imminents.

Je vais examiner chacun de ces moyens pris séparément, ainsi qu'ils ont été institués comme méthode unique par leurs auteurs; il sera ainsi plus facile d'apprécier à quel moment, ou dans quelle circonstance on devra faire choix de celui-ci plutôt que de celui-là, comme auxiliaire de la compression, suivant les indications opportunes à remplir.

On avait d'abord admis, Nicolas Massa et plusieurs autres auteurs après lui, qu'il ne faut pas chercher à faire résoudre les bubons, car ce serait faire passer la matière vénérienne dans l'organisme, en s'opposant à cet émonctoire naturel dont se sert le corps pour se débarrasser du mal vénérien.

Ensuite on a tenté de les résoudre par un traitement général approprié. « La résolution ou la guérison, lorsqu'on a laissé le bubon venir à suppuration, dépend principalement, dit Hunter, de la quantité de mercure qu'on a pu faire passer dans leur intérieur. » Broussais,

Jourdan, Desruelles, ont employé les antiphlogistiques. Marchal a cherché à appliquer l'action particulière des sangsues.

Après les émissions sanguines générales et locales, on a recommandé les purgatifs salins, les vomitifs. Hunter rapporte un cas de résolution, observé à Lisbonne, chez un officier atteint d'un bubon en voie de suppuration; il se proposait d'ouvrir l'abcès, mais comme l'officier devait s'embarquer le lendemain pour l'Angleterre, l'opération fut différée. La mer fut mauvaise, cet officier eut le mal de mer pendant toute la durée de la traversée, à l'issue de laquelle le bubon avait entièrement disparu.

Les moyens généraux abandonnés, le traitement local a seul prévalu. On a eu recours aux émollients, aux cataplasmes de toute sorte, aux compresses imbibées d'un liquide mucilagineux ou d'eau blanche; Hunter recommande la pommade mercurielle, Delpech lui attribue une action puissante. On a vanté l'emplâtre de Vigo *cum mercurio*, seul, ou combiné à l'extrait de ciguë, la compression, les vésicatoires, le badigeonnage avec la teinture d'iode, l'écrasement du ganglion (Malgaigne), l'évidement (Broca), etc.

La résolution du bubon peut être obtenue dans la grande majorité des cas. Provoquer la suppuration, ainsi que l'ont conseillé quelques chirurgiens, ou l'attendre lorsqu'on peut l'éviter, est une pratique d'une utilité fort contestable. L'ouverture du bubon n'arrête pas la marche de la suppuration; elle peut avoir les conséquences les plus fâcheuses. L'ouverture par les caustiques est une chose affreusement douloureuse, et forme enfin de larges eschares suivies de larges cicatrices.

Lorsque tous les moyens de traitement employés n'ont pu amener la résolution, la suppuration s'établit.

Lagneau, Ricord, Melchior Robert, et la plupart des chirurgiens pensent que la résorption du pus est très difficile à obtenir, et qu'il faut se hâter d'ouvrir l'abcès. On a préconisé de nombreuses méthodes pour évacuer le pus. J'examinerai succinctement l'ouverture spontanée, l'incision, la ponction, les caustiques physiques et chimiques, les vésicatoires, la teinture d'iode, le séton filiforme, ces différents moyens ayant quelques points de relation avec ma méthode de traitement par la compression.

§ 1. *Ouverture spontanée.* — Swédiaur est convaincu que, dans la plupart des cas, il vaut mieux laisser faire la nature, et qu'il est préférable d'attendre que l'abcès ait acquis sa pleine maturité. Hunter conseillait d'attendre, avant d'ouvrir le bubon, que les téguments fussent amincis autant qu'il est possible ; par ce moyen, le fond de l'abcès guérit en même temps que les bords extérieurs.

On s'expose ainsi à une dissection sourde, étendue, du ganglion et de la peau ; les bords étant devenus très minces, perdent leur disposition à se cicatriser ; ils sont fort souvent détruits par l'ulcération. La suppuration est très abondante ; il se forme des clapiers, des trajets fistuleux.

La guérison se fait longtemps attendre, et laisse après elle des cicatrices disgracieuses, très désagréables, qu'on doit toujours s'efforcer d'éviter.

§ 2. *Incision.* — Plusieurs auteurs ont préconisé une large incision suivant le sens du pli de l'aine, et conseillé de remplir le foyer de charpie.

Cette pratique ne diminue ni l'abondance ni la durée de la suppuration ; elle donne lieu au renversement des bords de la plaie ; ou bien, amincis par le travail de suppuration, ils s'emboîtent réciproquement ; ou bien, ils deviennent épais et calleux. Ce procédé favorise le décollement consécutif, la formation de clapiers, de trajets fistuleux, et donne des cicatrices difformes, enfoncées et très apparentes, ou de vastes cicatrices, lorsque les bords s'ulcèrent, s'élargissent et forment de larges plaies.

Broca a institué un traitement abortif par l'*ouverture prématurée* du bubon. La tumeur saisie entre deux doigts de la main gauche, un bistouri est plongé jusqu'au centre du ganglion. Sans lâcher prise, le bistouri retiré est remplacé par une sonde cannelée. Une forte pression latérale sur la petite tumeur fait glisser par la cannelure de la sonde une matière semi-liquide, jaunâtre, visqueuse, formée par le pus mal élaboré qui occupe le centre de la tumeur.

Les jours suivants la sonde cannelée est introduite de nouveau chaque matin; la tumeur est exprimée derechef pour évacuer le pus nouvellement formé, une solution de teinture d'iode est injectée avec une seringue en verre dans l'intérieur de la tumeur.

Jules Roux, Marchal (de Calvi), Abeille, Bertrand, Boinet, Marmy, Noguès, Perrin, vident le bubon par une ponction étroite et unique, faite avec une sonde cannelée terminée en fer de lance, et injectent une solution de teinture d'iode, affaiblie par l'addition d'un ou deux volumes d'eau, qu'on répète plusieurs fois à quelques jours d'intervalle.

Cette injection arrête, sur quelques malades, le décollement, et modifie la suppuration; mais, sur d'autres, elle n'a pas empêché l'ulcération de se produire, et la guérison de se faire attendre longtemps.

§ 3. *Ponctions multiples*. — Le docteur Blanche, médecin en chef de l'hospice général de Rouen, ayant fait appliquer des sangsues sur un bubon, qui s'abcéda néanmoins, s'aperçut que le pus suintait goutte à goutte à travers les piqûres. La tumeur, couverte de cataplasmes émollients, s'affaissa peu à peu; la peau, sans s'amincir, contracta des adhérences avec le tissu subjacent, et la guérison fut bientôt complète.

Ce fait fortuit lui inspira le procédé suivant : il fit avec un bistouri à lame étroite, avant que la peau fût trop amincie, un nombre de ponctions proportionné à l'étendue de la tumeur, et on la recouvrit d'un cataplasme émollient.

Le pus s'écoula lentement par la rétraction graduelle des parois de l'abcès; les adhérences s'établirent avec les parties subjacentes, et les petites ouvertures s'oblitérèrent.

Aubry recommande de ponctionner de bonne heure avec une lancette la tumeur en plusieurs points, de manière à diviser la coque fibreuse.

Vidal (de Cassis) conseille une ponction sur le point fluctuant, si la suppuration n'est pas étendue. Si le foyer est plus vaste et plus superficiel, si la peau est plus ou moins décollée, on pratique vers la circonférence de la tumeur plusieurs ponctions obliques, en évitant de ponctionner la peau là où elle est amincie, dénudée, peu vivante.

La tumeur revient sur elle-même, et les ouvertures s'oblitèrent successivement; on pratique de nouveau une ou deux ponctions, s'il restait encore du pus.

Après avoir rempli toutes les indications prescrites, on ne tarde pas à voir les ouvertures s'ulcérer, se rapprocher, très souvent se confondre et donner lieu à une ouverture très grande. Les bords se renversent, une suppuration abondante s'établit et la guérison devient interminable.

§ 4. *Ponction sous-cutanée.* — Ricord a proposé le premier le débridement sous-cutané dans le traitement des engorgements ganglionnaires des aines. Il distingue deux espèces de suppuration : l'une, intraganglionnaire, l'autre périadénique. Lorsque la durée et les douleurs permettent de supposer que le ganglion renferme du pus, malgré l'absence de toute fluctuation, quelle que soit la nature présumée de l'adénite, tant que le ganglion reste isolé, Ricord plonge obliquement un bistouri à lame étroite entre la peau et la tumeur, divise la coque fibreuse dans toute l'étendue du ganglion, par une incision simple ou cruciale, suivant le volume de la tumeur.

Lorsque le tissu cellulaire ambiant est déjà affecté d'une inflammation phlegmoneuse et avant l'apparition de la suppuration, Ricord pratique plusieurs ponctions dans toute l'épaisseur de la tumeur. Après le débridement sous-cutané du ganglion malade, ou les ponctions multiples, on applique immédiatement la compression, si elle peut être supportée.

Si l'on a affaire à un foyer virulent, dit Ricord, chaque ponction ne tarde pas à s'inoculer ; les ponts qui les séparent sont bientôt détruits par l'ulcération virulente et le foyer du bubon est mis à découvert, quoi qu'on fasse.

Diday (de Lyon) a pratiqué des incisions sous-cutanées, mais il avait pour but d'inciser seulement les vaisseaux lymphatiques qui se rendent aux ganglions, pour empêcher ainsi le transport du virus syphilitique.

On n'est pas sûr, dans cette opération, de ne pas laisser échapper quelque vaisseau lymphatique ; de plus, elle n'est indiquée que lorsqu'il existe déjà une tuméfaction du ganglion, c'est-à-dire lorsqu'il est déjà infecté.

South et Millon ont employé les ponctions sous-cutanées

dans le traitement des bubons suppurés, en suivant un procédé différent. Milton plonge une aiguille à tête en forme de lance dans la peau saine, à la partie la plus inférieure du gonflement, jusqu'au foyer de l'abcès.

Dès que l'aiguille est retirée, de douces pressions évacuent le pus. L'ouverture, bien nettoyée, est fermée exactement avec un peu de colle de poisson, de collodion ou un tampon de charpie. Ces ponctions sont renouvelées aussi souvent que le foyer se remplit.

Tumoritz a imaginé un procédé très avantageux, assez analogue au précédent. Le foyer est vidé par l'aspiration sous-cutanée du pus, en introduisant un trocart fin à travers la peau saine, jusqu'au centre de l'abcès.

Cette opération est renouvelée dès que l'abcès est reformé.

§ 5. *Caustiques.* — L'emploi des caustiques a joui d'une grande vogue pour l'ouverture des bubons suppurés. Les caustiques forment de grandes cavités qui suppurent abondamment, et mettent un temps fort long à se remplir de bourgeons charnus. Les bords de ces ouvertures, déjà si grandes par elle-mêmes, peuvent être envahis par l'ulcération chancreuse; elles laissent après la guérison de larges cicatrices indélébiles, informes, parfois hideuses, stigmates accusateurs très apparents, ou des difformités qui causent une grande gêne et de profonds chagrins par le souvenir de leur origine. Ces graves désavantages, ainsi que la vive douleur qu'ils occasionnent, doivent les faire exclure de la pratique. Velpeau leur préférait le bistouri, à moins que la peau ne fût très mince, livide et en partie détruite.

Le cautère actuel désorganise, par une action rapide et immédiate, les tissus sur lesquels il est appliqué; il réveille énergiquement la vitalité dans les parties environnantes. Les caustiques chimiques, tels que la potasse caustique, la poudre de Vienne, le caustique de Filhos, ont une action plus bornée; ils ne communiquent pas aux parties voisines cette excitation favorable. L'eschare qu'ils produisent est lente à se détacher, et leur action est moins facileà limiter. Parmi ces moyens de traitement, deux méthodes peuvent être considérées comme un perfectionnement de la cautérisation; ce sont : celle de Daime et celle de Malapert.

Daime de Marseille s'est servi d'un cautère actuel fin de deux millimètres de diamètre, terminé en pointe mousse; ce cautère rougi à blanc est plongé rapidement jusqu'au ganglion malade.

Ce mode d'ouverture aurait l'avantage de faciliter, suivant Daime, l'adhésion des parois et d'amener la guérison en dix ou quinze jours. Ce procédé est employé dans l'état indolent des bubons.

Malapert, persuadé que le mercure seul peut guérir les accidents vénériens, appliquait directement le deutochlorure de mercure sur les phénomènes externes de l'infection. Il se proposait de faire pénétrer dans l'organisme, par la méthode endermique, une quantité de deutochlorure suffisante pour neutraliser tout ce que l'absorption pouvait avoir introduit de principe virulent.

Lorsque le bubon n'a pas encore atteint la période de suppuration, Malapert applique au centre de la tumeur un vésicatoire de la grandeur d'une pièce de 1 franc. Le lendemain le vésicatoire est levé, et l'on place sur le derme mis à nu, un petit plumasseau de charpie, imbibée d'une dissolution de 20 grains de sublimé pour une once d'eau distillée et 5 grains d'extrait gommeux d'opium, qu'on maintient à l'aide d'une bandelette de sparadrap agglutinatif. Deux heures après, ce plumasseau est enlevé, et remplacé par un cataplasme de farine de graine de lin. Après la chute de l'eschare, la tumeur s'affaisse, fournit une suppuration de bonne nature; les chairs sont d'une belle apparence. Dans le cas contraire, on applique de nouveau la dissolution; la tumeur diminue journellement, les chairs se rapprochent, et la cicatrisation s'opère graduellement.

Dans le cas de bubons venus à maturité, après la chute de l'eschare formée par le deutochlorure de mercure, et l'élimination du pus, on touche la surface interne avec une dissolution à 8 grains, on place un linge fenêtré, et, par-dessus, un plumasseau bien imbibé du même liquide, ensuite des cataplasmes.

Si le foyer avait une grande étendue, il serait avantageux d'y injecter une dissolution à 6 grains par once d'eau distillée et 4 grains d'opium : on presse légèrement pour vider le foyer, et l'on recouvre d'un plumasseau sec; les parois se recollent de la circonférence au centre.

Reynaud, professeur à l'École de médecine, à Toulon, a suivi, à peu de chose près, la même méthode que Malapert, qu'il emploie comme traitement local propre à combattre le bubon lui-même, et nullement l'infection qui lui a donné naissance. Le traitement général au mercure est réservé dans le cas de bubons syphilitiques.

L'application du deutochlorure de mercure provoque de violentes douleurs, qu'on ne peut pas toujours calmer par les cataplasmes émollients et les bains.

Si le foyer est peu étendu, dit Ricord, sans amincissement de la peau, et pour les bubons non virulents, le vésicatoire et la solution caustique peuvent bien encore produire la résolution complète sans ouverture. Mais pour peu que la suppuration soit abondante, le foyer considérable, la peau amincie et privée de son tissu cellulaire, ce traitement n'empêche pas l'ouverture de l'abcès, et, loin de déterminer l'absorption du pus, il en favorise l'issue à travers l'eschare qu'il détermine, et cela par une foule de trous en crible; alors la peau ne se recolle pas toujours, assez souvent au contraire le pus s'accumulant, elle se décolle et s'altère jusqu'à la chute de l'eschare.

§ 6. *Vésicatoire.* — Les bons effets des vésicatoires pour la guérison des bubons, sont vantés par de nombreux cliniciens, entre autres par Velpeau, Leuret, Alph. Guérin, Netter. Les vésicatoires sont certainement avantageux, lorsque la suppuration n'est pas encore commencée, ou qu'elle est manifeste; mais quand la suppuration est très avancée, qu'il y a décollement de la peau, ils provoquent l'ulcération. Dans les bubons virulents, on s'expose à voir convertir la plaie simple en ulcère chancreux, par l'inoculation du pus qui suinte à travers les pertuis formés dans le derme.

Velpeau attribuait aux vésicatoires une action fondante et révulsive sur l'adénite. D'après cet éminent chirurgien, ils arrêtent et font souvent rétrograder l'inflammation; dans les cas moins heureux, ils circonscrivent au moins le foyer morbide et le concentrent en quelque sorte autour des ganglions; si la résolution n'est plus possible, ils activent et accélèrent la suppuration; ils hâtent l'accumulation du pus dans un espace moins large, en même temps qu'ils amincissent les téguments, et qu'ils émoussent la sensibilité. Des foyers ganglionnaires dûment fluctuants, recouverts de larges vésicatoires volants, se sont dissipés par résolution simple, sans incision, sans ouverture d'aucune sorte ; la possibilité de ce fait n'est pas contestable aujourd'hui.

Alph. Guérin avait proscrit, à l'hôpital de Lourcine, l'ouverture des bubons par le bistouri ou les cautères ; les bubons étaient traités par les vésicatoires volants coup sur coup, appliqués successivement dès que le précédent était sec, sans détacher l'épiderme.

Sous l'influence de ce traitement, le pus diminue de quantité, la peau s'épaissit par sa face profonde, et le bubon se termine par résolution. Sous l'influence de ces puissants abortifs, la suppuration s'arrête, quelle que soit la nature du bubon, quelle que soit sa période. Il n'est jamais trop tard pour empêcher l'ouverture de l'abcès ganglionnaire, qu'il soit virulent ou non ; sous l'influence des vésicatoires multiples, le bubon ne suppurera pas ; le pus est résorbé sans qu'il en sorte une goutte, parfois par une sorte de transsudation purulente. Pas un seul bubon traité par cette méthode, suivant Guérin, n'a laissé de cicatrisation.

Netter avait institué, à l'hôpital militaire de Strasbourg, ce traitement local du bubon et un traitement général simultané ; voici son procédé :

Bubons durs. (Quels qu'ils soient, indolents ou douloureux et enflammés, de telle ou telle forme.) — Vésicatoire volant de la grandeur de la tumeur, à renouveler au fur et à mesure du dessèchement de celui déjà appliqué.

Bubons suppurés. — Entretenir le vésicatoire avec la pommade épispastique aux cantharides, et attendre *patiemment* que le pus s'écoule, cette évacuation s'opérant soit par filtration, soit par des ouvertures plus ou moins grandes ; se contenter d'essuyer, matin et soir *grosso modo*, la matière purulente qui recouvre la plaie, sans s'attacher à enlever sur celle-ci les fausses membranes et sans comprimer la tumeur, à l'effet de hâter la sortie du liquide, médecins et malades devant s'abstenir à ce sujet de toutes manœuvres.

En cas de filtration, continuer le pansement avec la pommade épispastique, jusqu'à ce que l'abcès soit vidé; s'il arrive que celui-ci crève et surtout en une ouverture plus ou moins large, panser la plaie avec un linge enduit de cérat. *Bubons anciens, ouverts, avec décollements, indurations partielles et foyers multiples.* — Vésicatoires volants multiples aux endroits du décollement et sur les indurations; vésicatoires entretenus sur la collection purulente.

P. Ballet, dans sa thèse de Strasbourg, rend ainsi compte du traitement de Netter :

Dans les bubons durs, on appliquait un vésicatoire volant qu'on renouvelait tant que l'état de la peau le permettait; dans les bubons suppurés, on pansait le vésicatoire avec la pommade épispastique, en se contentant d'enlever le pus, sans enlever les fausses membranes.

Dans le premier cas, l'effet du premier vésicatoire est une diminution et quelquefois l'abolition totale de la douleur, au point que la flexion de la cuisse, impossible la veille, peut s'opérer le lendemain. La durée du traitement est variable, généralement assez courte : dans quinze cas, la durée moyenne du traitement a été de 19, 6 jours; la durée maximum a été, dans un cas, de 41 jours, tandis que 10 jours ont suffi dans un autre; en moyenne, il a fallu deux à trois vésicatoires. Quelquefois les bubons durs passent à suppuration.

Dans le traitement des bubons suppurés, l'effet premier est le même que dans le cas précédent; vient ensuite l'évacuation du pus par filtration ou transsudation à travers le derme mis à nu. C'est ainsi que guérissent quelques bubons. Dans d'autres cas, sous l'influence d'un ou de plusieurs vésicatoires, la peau cède, et une petite ouverture se forme sans transsudation préalable. Les ouvertures cratériformes sont plus rares, et le plus souvent la cicatrice qui lui succède est très peu en rapport avec cet état de la plaie. Les décollements sont peu fréquents, et en général moins étendus que ceux qui surviennent à la suite des applications des caustiques.

L'auteur ajoute qu'au moyen des vésicatoires convenablement appliqués, il a pu voir des lambeaux de peau reprendre leur vitalité, et le recollement s'opérer. Soixante-quinze bubons terminés par suppuration ont donné en moyenne 51 jours de traitement; le maximum a été, dans un cas seulement, de 134 jours; le minimum a été de 13 jours; trois ou quatre vésicatoires ont suffi en moyenne; dans un cas, il en a fallu sept, tandis que dans douze autres cas, un seul vésicatoire a suffi.

§ 7. *Teinture d'iode.* — Sirus-Pirondi se propose de résoudre l'engorgement ganglionnaire, de faire résorber le pus dans le foyer ramolli, sans recourir à une ouverture quelconque, par l'application sur la peau, préalablement dénudée de son épiderme par un vésicatoire, d'un plumasseau de charpie, imbibé d'un mélange d'environ une partie de teinture d'iode pour deux parties d'eau, proportion variable suivant la sensibilité des malades. Le pansement est renouvelé deux ou trois fois par jour. Avant de placer le gâteau de charpie, un badigeonnage de teinture d'iode est fait sur la peau. Lorsque la surface du vésicatoire est recouverte d'une couche sèche assez épaisse, un vésicatoire est appliqué de nouveau.

Cette méthode rappelle celle de Malapert. Ce dernier se proposait, par des applications de deutochlorure de mercure sur le derme mis à nu, de donner issue au pus, et de détruire ses effets virulents, tandis que Sirus-Pirondi, au contraire, cherche à obtenir la résorption de ce liquide.

Sous l'influence des applications iodiques, la peau subit une sorte de tannage, qui la rend moins susceptible de s'ulcérer ; en même temps se produit la résorption du liquide purulent.

Cullerier était très partisan de cette méthode qu'il déclare très efficace, supposant que la teinture d'iode pouvait avoir une action particulière sur la sécrétion à travers le derme, en dehors de l'action vésicante qu'elle exerce sur la peau ; c'est ainsi qu'est modifiée l'hydarthrose.

Lorsque l'ouverture spontanée ne peut être évitée, le travail de cicatrisation est rapide, à cause de la petite étendue du décollement et du raffermissement des couches tégumentaires.

Ce traitement provoque souvent l'ouverture de l'abcès, et ne met pas ses bords à l'abri de l'ulcération; il est des plus douloureux. L'application de la teinture d'iode sur des surfaces dénudées de leur épiderme, occasionne des douleurs atroces et presque des convulsions.

§ 8. *Séton filiforme.* — Bell, Coop, J.-L. Petit, Boyer, Dupuytren, ont employé le séton dans le traitement des abcès froids et par congestion. Bonnafont, médecin principal à l'hôpital militaire de la rue du Roule, l'a appliqué le premier au traitement des bubons à l'état purulent.

Bonnafont remplaçait la mèche traditionnelle par quatre petits fils pénétrant au dehors des parties décollées, et traversant le foyer de la tumeur le plus près possible de la base. L'abcès vidé, les deux bouts du fil sont noués. Sur le milieu de la tumeur, un coussinet de charpie roulé dans une compresse fine, est appliqué dans l'intervalle des piqûres, et recouvert par une compresse carrée ; le tout est maintenu par un spica serré. Les ouvertures sont laissées libres pour permettre au pus de s'écouler ; ce pansement est renouvelé deux fois par jour ; le deuxième jour, le séton est enlevé.

L'auteur de ce mode de traitement se propose de favoriser l'évacuation du foyer, d'exercer sur la tumeur une compression pour forcer le pus à s'échapper au fur et à mesure de la sécrétion, et de maintenir les parois en contact les unes avec les autres. De là les quatre indications suivantes :

1° Issue du pus par les petites piqûres du séton ;

2° Rapprochement des parois de l'abcès par la compression ;

3° Irritation de ses surfaces par la pression et le contact permanent de cette mèche ;

4° Obstacle presque complet à l'introduction de l'air dans le foyer, en raison de la petitesse des ouvertures, et surtout de la compression, qui n'y laisse que peu ou point d'espace vide.

Le professeur Alquier (de Montpellier) passait le séton à travers les parties décollées. Dieffenbach ouvrit les bubons par les sétons filiformes, mais il laissait aux malades le soin de comprimer eux-mêmes la tumeur.

Bonnafont considérait la compression comme le point essentiel de ce procédé. Il attachait surtout une grande importance, pour le résultat à obtenir, dans le mode de faire la compression, qui exige de grands soins pour son application méthodique. Ce moyen peut être étendu au traitement des adénites cervicales à l'état d'induration, ainsi qu'à l'ouverture de tous les abcès froids. Ces avantages consistent : 1° à obtenir une guérison notablement plus prompte, tout en épargnant beaucoup de douleur aux malades ; 2° à ne laisser aucune trace d'opération sur les parties affectées ; 3° enfin, et chose bien importante, pour les adénites cervicales surtout, à éviter des décollements, qui entretiennent des trajets fistuleux interminables, et dont la guérison, lorsqu'elle a lieu, se traduit par des cicatrices difformes et indélébiles, dont l'aspect est si disgracieux.

§ 9. *Compression*. — La compression est un agent actif et énergique, qui donne les meilleurs résultats, souvent étonnants, lorsqu'elle est sagement employée et habilement conduite. Son application régulière et méthodique est très difficile ; elle demande un tact exercé, une sage circonspection et une surveillance attentive, pour éviter les désordres, parfois graves, d'une application mal faite. Elle convient à toutes les périodes de l'adénite inguinale : dans la phase d'induration, comme dans celle de suppuration, et dans les cas de décollements étendus de la peau. La compression réduit la consistance des tumeurs et en amène l'atrophie ; suspend la circulation, la vitalité des tissus enflammés ; ramène les parties turgescentes à leur volume normal ; facilite la résorption des foyers purulents ; détermine l'adhérence aux tissus subjacents, lorsque la peau est décollée.

L'idée d'employer la compression dans le traitement des diverses tumeurs est fort ancienne. L'atrophie qu'elle occasionne sur les tissus sains devait nécessairement amener à rechercher ses effets sur des tumeurs. Mais ce n'est qu'au commencement de ce siècle, en 1805, que Sergeant, chirurgien des milices de Cornwall, l'appliqua au traitement des bubons.

Pour démontrer la valeur de sa méthode, ce chirurgien choisit dans les hôpitaux de Plymouth, sous les yeux de Fergusson, médecin inspecteur des armées de la Grande-Bretagne, plusieurs cas de bubons de diverses formes, mais principalement à l'état œ suppuration active. Tous ces cas guérirent rapidement par sa méthode, quoique quelques-uns fussent assez mûrs pour être ouverts par la lancette. Si la poche de l'abcès venait à se rompre, on appliquait la compression de manière à évacuer tout le pus et à maintenir les parois du foyer en contact.

La méthode de Sergeant consiste dans l'application d'une compresse imbibée d'une solution saturnine, maintenue par un spica de l'aine. Le malade garde le lit, et arrose de temps à autre les compresses avec cette solution.

Ce mode de traitement fut adopté par tous les officiers de santé de Plymouth; dès ce moment on n'ouvrit plus aucun bubon dans les hôpitaux militaires.

Ce traitement fut prôné par Schoulein et Fergusson. « Le résultat d'une expérience très étendue m'a confirmé, dit Fergusson, dans mon opinion sur l'efficacité de cette méthode; ce fut particulièrement pendant mon séjour à Lisbonne, où j'eus à soigner un grand nombre de soldats français, prisonniers de guerre, que je reconnus son excellence. Un grand nombre d'entre eux présentaient des bubons; quelques-uns même moururent des suites fâcheuses de bubons ouverts. Ces braves gens, en général si confiants et si gais, quoique nos ennemis, avaient perdu toute confiance dans leurs nouveaux médecins. Dans le commencement, ils regardaient d'un mauvais œil la méthode par la compression, croyant qu'elle n'était autre chose qu'une expérience qu'on voulait faire sur eux; mais rien ne put égaler leur satisfaction, quand au bout d'un temps très court, le bandage était levé et qu'ils trouvaient que ces tumeurs incommodes avaient complètement disparu. »

Depuis lors, ce traitement a trouvé peu d'imitateurs en France. Velpeau disait spirituellement à l'Académie de médecine, que les grands succès obtenus outre-Manche étaient dus à ce que les bubons qu'on y traitait étaient peut-être d'une autre nature que ceux qu'on traitait en France. La compression ne fut plus guère employée comme méthode générale; quelques chirurgiens l'ont appliquée dans certaines périodes seulement des bubons, tandis que d'autres l'ont entièrement proscrite comme dangereuse.

Velpeau déclare la compression avantageuse dans les tumeurs dures, mais d'une application difficile, pouvant produire des désordres.

Ricord conseille son application quels que soient le siège du bubon et son degré de profondeur, à son apparition, alors qu'une légère tension des tissus ne fait que commencer. « Il est incontestable, dit ce savant syphilographe, que le repos, uni à une compression méthodique, qui doit être aussi forte que possible, sans cependant produire de la douleur, suffit, dans une foule de cas, pour faire avorter la maladie. »

Melchior Robert (de Marseille) considère la compression comme devant donner des résultats vraiment surprenants, dans des cas d'engorgements volumineux, qui n'ont encore aucun caractère de l'inflammation aiguë; dans les indurations qui persistent après les bubons. Ce chirurgien borne à ces cas son enthousiasme pour la compression; mais il la croit encore d'une immense utilité dans les cas de décollements étendus, et lorsque la peau décollée est assez épaisse et riche en vaisseaux, pour pouvoir adhérer aux parties sous-jacentes. Il la proscrit, lorsque le bubon aigu est enflammé, coïncide avec un chancre, ou lorsque l'inflammation est très avancée, et qu'il y a menace de suppuration.

Malapert en a fait la partie la plus importante de son traitement des bubons par le séton filiforme; Cullerier, à l'hôpital du Midi, employait la compression seulement dans les bubons ouverts, compliqués de clapiers et de trajets fistuleux, obtenant ainsi des guérisons « *promptes et sûres* ».

J'ai employé à peu près toutes les méthodes que j'ai retracées plus haut; malgré tous mes soins, tous mes efforts, de nombreux bubons arrivaient à suppuration, et, après l'ouverture, les plaies devenaient blafardes, les bords se renversaient, il survenait des décollements, quelquefois des destructions très étendues de la peau, qui nécessitaient des malades un séjour de trois, quatre et cinq mois à l'hôpital.

En présence du peu de succès de ces moyens divers, me souvenant que la compression était vantée par des praticiens éminents, chacun à des périodes différentes des bubons; qu'ainsi Velpeau, Ricord et Melchior Robert déclaraient ce procédé très avantageux dans la période de début; qu'il est le principal moyen de la méthode Malapert dans la période de suppuration; que Melchior Robert lui reconnaissait une immense utilité dans les cas de décollements, et, qu'enfin Cullerier obtenait des guérisons promptes et sûres dans les bubons compliqués de clapiers, je résolus d'essayer la compression dans toutes les périodes du bubon, quelle qu'en fût la nature; de rechercher, dans les cas défavorables, la cause des insuccès, et les procédés qui pourraient lui venir en aide pour les éviter.

Je fus bientôt convaincu que le traitement du bubon ne

peut pas être soumis à une règle uniforme pour toutes ses périodes. La compression, comme tous les moyens dont dispose la thérapeutique, a ses indications particulières, des circonstances où, seule, elle donne les résultats les plus avantageux. Mais elle n'est contre-indiquée dans aucun cas; quelquefois elle est insuffisante pour arrêter la marche et les progrès de la maladie; la suppuration continue, l'abcès grandit, le pus se fait jour, et on lui attribue l'ulcération des parois de l'abcès, lorsqu'on ne met pas sur son compte les méfaits d'un défaut de surveillance ou d'une mauvaise application, ainsi que j'en ai été convaincu par ma propre expérience; car le plus souvent ce n'est pas à la méthode, mais à la mauvaise application de la méthode, qu'il faut attribuer la plupart des insuccès qu'on a à déplorer.

La compression combinée à divers moyens thérapeutiques, est bientôt devenue ma méthode de prédilection. Elle n'est pas infaillible, mais le nombre de ses succès sera en rapport avec l'habileté de la main qui l'emploie. Mon engouement est légitimé par le très petit nombre de revers que j'ai à constater.

Dans mon service des vénériens à l'hôpital du Dey à Alger, je faisais relever tous les cas d'insuccès, avec une annotation particulière; pendant le semestre d'hiver, sur environ deux cents adénites *sorties* pendant cette période, la durée moyenne du traitement, pour la totalité des adénites, a été de 23 jours.

On a relevé neuf cas d'ulcération survenue, malgré mes soins, pendant le traitement; ils sont ainsi annotés :

Salle 13 (*réservée aux malades atteints d'adénite,* 42 *lits*).

Nº 4. Ulcération.⎧ Suppression du bandage pendant la journée par le
Nº 2. Ulcération.⎩   malade.

Nᵒ 11. Ulcération. Pas d'observation particulière, la cause n'a pu être
                    précisée.
Nᵒ 13. Ulcération.(Eschare survenue après l'application d'un vésicatoire
Nᵒ 19. Ulcération.(volant.
Nᵒ 16. Ulcération.(Flexion permanente de la cuisse sur le bassin, par le
Nᵒ 35. Ulcération.(malade.
Nᵒ 17. Ulcération. Eschare survenue à la suite d'un badigeonnage de
                    teinture d'iode, fait après l'application de friction
                    mercurielles les jours précédents.
Nᵒ 35. Ulcération. Eschare produite par une compression trop serrée. —
                    Compresse d'un tissu très grossier.

Malgré cet incident défavorable survenu pendant le traitement, la compression a été appliquée de nouveau, après
l'évacuation complète du pus, combinée à un pansement
approprié à la catégorie de ma division, à laquelle
appartient l'adénite. Ces malades présentent mainte-
nant les mêmes conditions que ceux qui entrent atteints
d'une adénite ulcérée, avec induration ou sans induration, et pour lesquels j'ai institué un traitement propre
à chacun de ces cas.

La guérison a été obtenue assez rapidement, et ne
paraît pas avoir été plus longue que si le malade fût entré
avec une adénite ulcérée. La durée du traitement de ces
cas défavorables, du jour de leur entrée jusqu'à celui de la
sortie, varie de vingt-cinq à vingt-neuf jours.

Le premier effet de la compression est une réduction de
la tumeur et une diminution de sa consistance; dès le
lendemain même, on trouve la tumeur aplatie; elle devient
pâteuse et marche vers la résolution; c'est la terminaison
la plus fréquente. Parfois la tumeur, sourdement tra-
vaillée par l'inflammation, se ramollit, devient fluctuante.
Si l'on continue la compression quelque temps, on peut
obtenir encore la résorption du pus. J'ai fait constater
plusieurs fois par mes collègues la présence du pus dans

la tumeur, l'abcès a diminué graduellement de volume, sa réduction a été complète au bout de quelques jours. Parfois la collection purulente augmente, la peau s'amincit, devient livide au sommet. Dans ce cas défavorable, il ne faut pas attendre la rupture des parois ; je fais une ponction sous-cutanée à travers la peau saine, vers le bord supérieur de la tumeur, avec une sonde cannelée, effilée, ou un trocart de l'appareil Dieulafoy. La tumeur bien vidée par de légères pressions ou par l'aspiration du pus, un plumasseau de charpie est posé au-dessus, recouvert d'une compresse pliée suivant les dimensions de l'abcès, et maintenue par une compression serrée.

Au bout de trois à quatre jours, l'appareil est défait. La peau a repris son épaisseur et sa teinte normales ; elle est encore décollée, il faut continuer la compression.

Si le malade accuse de la douleur, c'est un indice que l'abcès s'est reformé. Il faut pratiquer une nouvelle ponction. On est rarement obligé d'y avoir recours lorsque la compression a bien maintenu les parois en contact.

La compression seule ne peut donner d'aussi bons résultats. Il faut lui adjoindre des moyens appropriés à l'état actuel de la tumeur ; combattre l'induration persistante, l'inflammation des tumeurs dures ou fluctuantes, favoriser la résorption du pus ; activer la vitalité de la peau ; enfin donner issue au pus, lorsqu'on n'a pu obtenir sa résorption, et provoquer l'adhérence de la peau avec les tissus subjacents.

En suivant cette méthode, je n'ai pas ouvert un seul bubon dans mon service de vénériens, et, sur un nombre fort considérable d'adénites, il n'y a eu que sept cas d'ulcération, due à une cause accidentelle, et deux cas, les numéros 11 et 35, qui peuvent être considérés comme des revers.

Je vais exposer la méthode que j'ai instituée ; donner ses règles, basées sur des réalisations cliniques, et les appuyer de quelques observations choisies parmi les cas présentant le traitement le plus complet, afin de mieux exprimer les phases diverses qui peuvent survenir dans le cours du traitement, et la manière d'employer les moyens variés dont dispose le chirurgien.

MODE DE TRAITEMENT

Dans la pratique, on est le plus souvent appelé à traiter des adénites parvenues à ce degré de gonflement, qui constitue dans le pli de l'aine la tumeur manifeste qu'on appelle *bubon*. Si l'on pouvait reconnaître de prime abord quelle espèce de bubon l'on a à traiter, c'est-à-dire, s'il est de ceux qui se résorbent sans le secours de l'art, ou bien si c'est un bubon qui suppurera fatalement, le traitement serait facile à choisir. Mais nous savons qu'un chancre peut produire indifféremment un bubon inflammatoire, un bubon virulent ou même un bubon syphilitique. Les premiers suppurent dans la moitié des cas, les seconds s'abcèdent fatalement, les derniers rarement.

Dans le plus grand nombre des cas, il est possible de reconnaître un bubon syphilitique *enflammé*, mais il est plus difficile de discerner un bubon bénin d'un bubon virulent. Le degré d'inflammation, la rougeur, la douleur, le ramollissement, la marche rapide vers la suppuration, etc., etc..., ne forment que des probabilités trop souvent trompeuses. Le diagnostic n'est certain, que lorsque l'ulcération chancreuse des bords de la plaie est venue en dévoiler la nature.

Le bubon qui suppure est le plus fréquent de tous-opinion confirmée par la définition même du bubon donnée par Cullen : *glandulæ conglobatæ tumor suppurens;* et conforme à celle de Swédiaur : on entend par bubon ou poulain un gonflement d'une glande lymphatique quelconque, tendant à la suppuration. Aujourd'hui il est géné, ralement admis que le chancre simple ou chancrelle peut occasionner, ce qui n'est pas rare, un bubon virulent tout comme un chancre spécifique. Il en résulte donc que le bubon virulent comprend la plus grande majorité des cas.

L'ouverture spontanée ou artificielle de ce bubon donne lieu, le plus souvent, à un véritable chancre inguinal (Ricord), qui se cicatrisera, dans les cas les plus heureux, après un temps plus ou moins long et une perte de substance des téguments ; mais dans la plupart des cas, la guérison est difficile et ne peut être obtenue qu'après un long traitement qui décourage, désespère les malades ; des complications multiples, amenant une usure graduelle des tissus, et, par suite, des pertes énormes de substance, sans compter cette terrible forme, le phagédénisme, que peut revêtir toute adénite suppurée, laissant des cicatrices larges, difformes, gaufrées, bleuâtres, hideuses, pouvant occasionner un gêne, un véritable obstacle dans l'avenir social des malades. Quoique la région où elles siègent soit constamment sous le séquestre, il est pourtant des circonstances fortuites dans la vie, comme un accident, une indisposition, où l'on serait bien aise qu'elle n'offrît pas un témoignage trop parlant d'un passé qu'on voudrait oublier. Il est par conséquent du plus haut intérêt pour le malade, et il n'en est pas moins digne pour le chirurgien, d'éviter ces cicatrices difformes, ces stigmates honteux, qui occasionnent souvent un si profond chagrin à ceux qui en sont affectés pour la vie.

L'impossibilité absolue de reconnaître le bubon qui doit suppurer de celui qui ne suppurera pas, l'impossibilité absolue de savoir si un bubon qui suppure est virulent ou simplement inflammatoire, les complications graves qui peuvent survenir à l'ouverture de l'abcès, l'insuccès des tentatives faites pour éviter l'état chancreux des bords de la plaie, engageront toujours tout praticien, tant au point de vue des malades, que de celui du Trésor dans les hôpitaux, à tenter de résoudre les bubons, et d'éviter l'issue spontanée ou artificielle du pus.

Il est donc important de pouvoir résoudre l'adénite, quel que soit son état d'induration ou de ramollissement, d'arriver à une prompte résorption des collections purulentes, de s'opposer à l'ouverture et à l'ulcération du foyer.

Des praticiens éminents ont observé des cas de résorption de collections purulentes, dont l'ouverture spontanée paraissait inévitable et très prochaine.

Lagneau[1] et Jourdan[2] disent qu'il ne faut pas renoncer à l'espoir de résoudre un bubon, parce que du pus s'est déjà formé dans son intérieur, car ce liquide peut encore être résorbé, si l'on parvient à diminuer la phlogose, surtout celle du tissu cellulaire qui entoure la glande.

Il est possible d'obtenir bien souvent ces résultats heureux par la compression, combinée à divers moyens thérapeutiques.

La manière d'exercer la compression, d'appliquer le

1. *Traité pratique des maladies syphilitiques*, p. 214.
2. *Traité complet des maladies vénériennes*, t. II, p. 875.

bandage compressif, n'est pas indifférente; je n'ai pas dans mon service des vénériens à l'hôpital du Dey, qui compte une moyenne de 70 à 80 sorties chaque mois, une seule adénite ouverte artificiellement. L'adénite ouverte spontanément est une rare exception; neuf cas seulement sont notés dans une période de six mois, c'est-à-dire sur plus de deux cents adénites. La manière d'exercer la compression, d'appliquer le bandage compressif n'est pas indifférente. Le succès du traitement dépend en entier de la régularité et du soin mis dans l'adaptation des premières compresses.

On a accusé la compression de déterminer, de provoquer même, l'ulcération des parois de l'adénite, de causer des douleurs intolérables. Je crois pouvoir affirmer qu'une compresse mal appliquée, mal ajustée, occasionne *toujours* tous ces accidents : jamais dans mon service on n'a été obligé de suspendre la compression. Lorsque par hasard un malade s'est plaint que son bandage lui faisait mal, il a suffi de le rectifier pour faire cesser toute douleur. Les adénites les plus volumineuses, les plus enflammées, d'une sensibilité telle que le malade à l'approche du médecin protège instinctivement de ses mains la tumeur, ont été comprimées sans amener consécutivement ces douleurs insupportables. J'ai presque toujours vu, au contraire, les malades soulagés par le bandage au bout de quelques heures, et les adénites les plus sensibles devenir complètement indolentes du jour au lendemain, parfois même dès l'application de la bande. La tumeur et l'aine, solidement soutenues, n'occasionnent plus cette gêne qui rend la marche si difficile et souvent compromettante. Ce fait s'est présenté d'une manière si constante, qu'il pourrait être considéré comme la règle.

Lorsque la première compresse n'a pas été bien ajustée, ou qu'elle porte à faux, elle se gaufre; ses bourrelets s'impriment dans la peau, ou la plissent; celle-ci s'enflamme et s'indure, ou s'ulcère, si elle est déjà amincie par la suppuration; c'est surtout à la partie interne et supérieure de la cuisse que ces accidents arrivent. Avant de faire le pansement, il faut adapter les compresses à la forme, au siège, à l'étendue de la tumeur. On les plie en carré, ou en triangle, selon la circonstance, de telle sorte que la surface excède un peu la dimension de la tumeur. Lorsque la compresse est trop grande, elle fait des plis, et devient aussi fatigante pour le malade, que le serait un pli du bas dans la chaussure. La compresse triangulaire est surtout utile pour les adénites qui siègent au-dessus du ligament de Fallope, ou lorsqu'il est nécessaire d'exercer une pression vers la partie interne de l'aine. La compresse pliée, on la trempe dans de l'eau végéto-minérale de Goulard, on l'applique, en cherchant sa meilleure position pour qu'elle ne plisse pas; on la recouvre de deux ou trois compresses semblables, et l'on fait le spica, avec une bande de 6 mètres de longueur sur 8 centimètres de largeur; pour le spica double, une bande de 8 mètres est suffisante.

Le bout de la bande est placé sur l'épine iliaque antéro-supérieure du côté opposé; le chef est déroulé en passant sur la tumeur, le bord externe de la cuisse correspondant, amené en dedans de la cuisse, et de là, en passant sur la tumeur, à l'épine iliaque antéro-supérieure et derrière le bassin, pour rejoindre son point de départ.

Le bandage doit être serré et assujetti avec quelques épingles dans l'entre-croisement des bandes, pour l'empêcher de se déranger ou de se relâcher. Je me suis servi d'un gros tube en caoutchouc, ou bien d'une bande élastique de 2^m,50 de longueur sur 8 centimètres de largeur, ou du bandage herniaire, ainsi que l'a fait Ricord. J'ai essayé la plupart des appareils qu'on a inventés pour exercer la compression, entre autres ceux de Rodet et de Chaserot. Je préfère le tube de caoutchouc, la bande de caoutchouc, la bande de flanelle ou la bande ordinaire pour spica malgré sa rigidité et son relâchement pendant la flexion de la cuisse.

Les malades d'un tempérament lymphatique, à peau blanche, fine, très sensible, sont sujets aux excoriations, par les plis du bandage, sur la région postéro-interne de la cuisse. Pour éviter ces complications désagréables, et parfois gênantes pour les malades, lorsque je ne puis disposer d'une bande de flanelle, j'entoure la cuisse, avant l'application du spica, d'un large morceau de flanelle fine ou d'un foulard de soie.

Sans tenir compte des différentes questions de doctrine sur la pathogénie ou la nature des adénites inguinales confirmées, qu'elles soient sympathiques, symptomatiques du chancre induré, d'absorption du chancre infectant; qu'elles soient inflammatoires ou virulentes, distinctions le plus souvent impossibles à établir, je divise les bubons, *au point de vue du traitement seulement*, en quatre catégories ou formes cliniques suivantes :

ADÉNITES INGUINALES

DURES.....
1° Tuméfaction glandulaire sans ramollissement ni inflammation.
2° Tuméfaction glandulaire sans ramollissement avec inflammation.

RAMOLLIES. 3° Tuméfaction glandulaire ramollie et enflammée.

ABCÉDÉES..
4° Tuméfaction glandulaire fluctuante sans inflammation.
5° Tuméfaction glandulaire fluctuante avec inflammation.

ULCÉRÉES..
6° Tuméfaction glandulaire ulcérée avec induration.
7° Tuméfaction glandulaire ulcérée sans induration.

Ces catégories ne se prêtent pas à un traitement invariable. A chacune de ces formes cliniques appartient un traitement particulier, modifiable, suivant la marche ultérieure de la maladie.

ADÉNITES DURES

1º TUMÉFACTION GLANDULAIRE SANS RAMOLLISSEMENT
NI INFLAMMATION

Lorsque la tumeur est dure, sans inflammation, sans
douleurs lancinantes, sans douleurs à la pression, le malade fait au pourtour de la tumeur une friction de dix
minutes avec une flanelle imbibée de liniment volatil, et
l'on applique le bandage compressif. La tumeur se ramollit, surtout vers le sommet, s'aplatit, diminue, disparaît entièrement en trois ou quatre jours.

La tumeur, après s'être aplatie, est remplacée quelquefois par une masse molle, empâtée ou fluctuante, étalée
en nappe. Avant d'exercer la compression, on fait un badigeonnage de teinture d'iode, et une friction avec la pommade à l'iodure de potassium, lorsque la teinture est
évaporée, dans le but surtout d'éviter les gerçures de la
peau par la compression.

Lorsque après un traitement de quatre ou cinq jours, la
tumeur n'est pas modifiée, le liniment ammoniacal est
remplacé par la pommade mercurielle, et l'on applique la
compression. Dès que la masse entière de la tumeur est

ramollie, les frictions mercurielles sont remplacées par
les frictions avec la pommade à l'iodure de potassium,
qu'on fait précéder de temps à autre d'un badigeonnage
de teinture d'iode.

La teinture d'iode ne doit être appliquée que lorsqu'il
n'existe aucune trace d'inflammation, ou que celle-ci est
entièrement calmée. On s'exposerait à augmenter l'inflammation et à activer la suppuration. Avant de faire le
bandage, il faut toujours tâter la sensibilité de la peau du
malade, et, s'il y a lieu, additionner la teinture d'iode
d'une ou deux parties de solution faible d'iodure de potassium.

D'autres fois la masse molle, empâtée, qui succède à la
tumeur dure, devient rouge et sensible au toucher. Dans
ce cas, on applique des compresses imbibées d'eau végéto-
minérale de Goulard, et le spica, qu'on humecte plusieurs
fois dans la journée, en versant goutte à goutte l'eau
blanche, entre la peau et le bord supérieur de la première
compresse.

Avant de se servir de la teinture d'iode ou de la pommade à l'iodure de potassium, si l'on a employé auparavant
la pommade mercurielle, il faut avoir soin de bien laver
la région à l'eau de savon, pour éviter le développement
de pustules escharotiques, par la formation du biodure
de mercure.

Obs. I. — **Adénites inguinales à droite.**

P..., n° 20, soldat à la 19ᵉ sect. d'inf. Entré le 4 novembre.
Invasion, 20 jours. Sorti le 25 décembre.

DATES.	HISTORIQUE.	TRAITEMENT.
	Le malade a eu une uréthrite au mois de septembre; il est sorti guéri le 9 octobre. Le 14, il aperçut une tumeur au sommet de la cuisse droite; quelques jours après est survenue une seconde tumeur au-dessus de la première. Le malade affirme n'avoir pas eu de chancres depuis cinq mois, époque à laquelle ont guéri plusieurs ulcérations en arrière du gland. — En 1878, le malade a eu une adénite à droite, semblable à celle qu'il a actuellement, qu'on a ouverte avec le bistouri, ainsi que le témoigne une longue cicatrice plissée.	
5 nov	*État actuel.* — Double tumeur à droite dans le pli inguinal. Une de ces tumeurs siège au-dessous du ligament de Fallope; elle est ronde, du volume d'une petite noix, rouge et dure. L'autre tumeur est au-dessus du ligament; elle est oblongue, dure, du volume d'un petit œuf de poule, sans changement de couleur de la peau. — Ces deux tumeurs sont séparées par un sillon intermédiaire profond correspondant au ligament de Fallope.	Frict. pom. mercurielle et compression.
8 nov.	La tumeur abdominale est un peu affaissée, mais l'induration persiste; pas d'inflammation. — La tumeur crurale est douloureuse.	Ut supra.
10 nov.	Le sillon qui séparait les deux tumeurs est moins apparent, moins profond; la douleur est un peu calmée dans l'adénite crurale.	Idem.
12 nov.	La tumeur abdominale est ramollie et affaissée; la tumeur crurale est ramollie et moins douloureuse.	Idem.
14 nov.	Le sillon intermédiaire a complètement disparu; la masse entière ne forme qu'une seule tumeur, non enflammée, légèrement ramollie et indolente.	Badig. teint. d'iode, pom. iod. potassium et compression.

DATES.	HISTORIQUE.	TRAITEMENT.
6 nov.	La tumeur, entièrement aplatie, est pâteuse et indolente.	
22 nov.	La tumeur crurale présente un point fluctuant à son centre, et une coque indurée. La tumeur abdominale forme un simple empâtement étalé.	Ut supra.
26 nov.	Les deux tumeurs sont molles et sáns nodules indurés dans leurs masses.	Idem.
30 nov.	Les tumeurs sont complètement affaissées. Au centre de chacune d'elles, existe un point fluctuant sous les anciennes cicatrices.	Idem.
4 déc.	La tumeur crurale est entièrement résorbée; la tumeur abdominale est abcédée, mais sans ulcération.	Idem.
10 déc.	La résorption est complète; il reste un peu d'induration à la place occupée par les deux tumeurs.	Idem.
25 déc.	La guérison est parfaite, les deux cicatrices anciennes n'ont pas changé d'aspect. Il ne reste aucune trace des adénites récentes; le malade sort de l'hôpital.	Idem.
N. B.	J'ai choisi des observations qui présentassent autant que possible toutes les phases du traitement. La guérison a été nécessairement plus longue que dans les cas plus simples.	

OBS. II. — **Chancre au frein. — Adénite à gauche.**

Goog..., n° 20, matelot.   Entré le 23 octobre.
   Invasion, 15 jours.   Sorti le 21 décembre.

DATES.	HISTORIQUE.	TRAITEMENT.
	Dix jours après le chancre, le malade aperçoit une petite glande dans le pli de l'aine ; elle devient douloureuse et augmente de volume.	
24 oct.	*Etat actuel.* — Adénite dans le pli inguinal gauche, du volume d'un petit œuf, dure et sans inflammation, sensible au toucher.	Compression sèche.
4 nov.	L'adénite est très peu sensible, mais elle est aussi volumineuse et aussi ferme que le jour de l'entrée du malade dans la salle.	Frict., linim. ammoniacal et compression.
6 nov.	La tumeur est un peu affaissée sur le sommet. La masse générale est ramollie et indolente.	

10 nov.	La fluctuation est manifeste dans toute la tumeur, qui est aplatie dans le pli de l'aine.	Ut supra.
12 nov.	*Pour démontrer la nature purulente du liquide*, une ponction aspiratrice est faite avec l'appareil Dieulafoy. Issue de *quelques gouttes* de pus roussâtre, sanguinolent. La canule est retirée aussitôt, et l'ouverture oblitérée au collodion.	Compresses saturnines et compression modérée.
13 nov.	Vive inflammation dans toute la masse fluctuante; augmentation considérable de volume. La tumeur est tendue, rouge, chaude, un peu douloureuse.	Idem. Le malade arrosera fréquemment la compresse.
14 nov.	La rougeur et la chaleur ont disparu. La tumeur est moins tendue et se laisse déprimer sans douleur avec la paume de la main.	Ut supra.
15 nov.	La tumeur est affaissée, presque aplatie, très molle; elle renferme une petite quantité de liquide.	Badig. teint. iode; compresses saturnines, arrosées dans la journée, et compression.
6 nov.	La tumeur est entièrement aplatie, étalée; on ne perçoit plus la sensation d'un liquide dans son intérieur. La peau est décollée du tissu cellulo-adipeux, dans toute la vaste étendue qu'occupait le foyer purulent.	Ut supra.
24 nov.	Moins de mollesse et de déplacement de la peau; le foyer est considérablement réduit de ses dimensions premières.	Badig. teint. iode, compresses saturnines et compression.
3 déc.	La peau a repris ses adhérences subjacentes; elle est encore mince au toucher.	Badig. teint. iode; compression simple.
6 déc.	La peau est assez ferme; sa couleur est normale. On reconnaît encore les vastes dimensions de l'abcès à une sorte d'empâtement des tissus périphériques.	
10 déc.	La guérison est complète; le malade rejoint son bord.	

2° TUMÉFACTION GLANDULAIRE SANS RAMOLLISSEMENT AVEC INFLAMMATION

L'adénite se présente sous la forme d'une tumeur dure, rouge, sensible au toucher. On doit chercher à faire disparaître les signes de phlogose, et provoquer le ramollissement de la tumeur, par des frictions mercurielles et la compression. Si la tumeur est rénitente, les vésicatoires ont l'avantage de dissiper l'inflammation et de ramollir la tumeur. Le vésicatoire est pansé avec la pommade mercurielle, et l'on applique le spica. Aussitôt que la surface du vésicatoire est desséchée, si la tumeur est ramollie, on fait un badigeonnage de teinture d'iode chaque matin, avant l'application du bandage compressif, qu'on arrose dans la journée d'eau végéto-minérale de Goulard.

Il arrive parfois que le travail inflammatoire, loin de se dissiper, envahit la tumeur, qu'elle convertit en abcès, dissèque et amincit la peau avec une extrême rapidité. On peut encore obtenir la résorption du pus, si l'on parvient à calmer l'inflammation; mais si la peau devient blafarde, livide, bleuâtre, il faut se hâter d'évacuer le pus, soit avec une sonde cannelée effilée, soit avec l'appareil Dieulafoy. L'issue du pus calme et arrête le travail de détérioration, prévient l'usure et l'ulcération des parois.

Le vésicatoire enlève souvent l'inflammation, mais ne ramollit pas toujours la tumeur. On revient alors aux frictions mercurielles jusqu'à ce que la tumeur soit ramollie, et si l'induration persiste, on a recours au liniment ammoniacal, comme dans la catégorie précédente.

Obs. III. — **Chancre superficiel dans le sillon médian. Adénite inguinale à gauche.**

Barb..., n° 20, zouave.   Entré le 28 août.
  Invasion, 15 jours.   Sorti le 4 octobre.

DATES.	HISTORIQUE.	TRAITEMENT.
	Six jours après l'infection, apparaît un chancre; huit jours après le chancre, adénite à gauche.	
29 août.	*État actuel.* — Tumeur du volume d'un gros œuf de poule dans le pli inguinal; la peau est rouge, le tissu périganglionnaire est œdématié, offrant une fausse fluctuation. Au-dessous, on sent la masse ganglionnaire qu'on délimite facilement; elle est rénitente et douloureuse à une forte pression.	Vésicatoire sur taffetas Rozc et spica.
30 août.	L'inflammation a été heureusement modifiée par le vésicatoire; la tumeur a notablement diminué de volume.	Pansement du vésicatoire avec la pommade mercurielle, et compression.
2 sept.	Diminution considérable de la tumeur, donnant la sensation d'une masse empâtée, de niveau avec les téguments; sensibilité à la pression.	Badig. teint. iode; compr. saturnines arrosées dans la journée, compression.
24 sept.	L'œdème du tissu cutané a disparu; l'empâtement de la masse ganglionnaire est très réduit.	Ut supra.
29 sept.	La résorption de l'adénite est complète.	
4 oct.	Le malade guéri rentre à son corps.	

Obs. IV. — **Chancre sur la muqueuse du prépuce à gauche. Adénite à droite.**

Gil..., n° 20, soldat au 1er régim. de pontonniers.   Entré le 14 octobre.
  Invasion, 15 jours.   Sorti le 21 décembre.

DATES.	HISTORIQUE.	TRAITEMENT.
	Infection par la même femme que le n° 30 (observation suivante). Chancre sur la muqueuse du prépuce à gauche; huit jours après, apparition d'une adénite à droite.	Frict. pom. mercurielle et compression.

15 oct. *État actuel.* — La tumeur a le volume d'une noix, elle est rouge, dure; sa base est un peu enflammée.

18 oct. Le chancre est en voie de cicatrisation; l'adénite est dans le même état que la veille; l'inflammation de la base s'est étendue. — Ut supra.

20 oct. La tumeur est ramollie; le centre est fluctuant, et la pression très douloureuse. — Vésicatoire volant.

21 oct. La tumeur, très douloureuse, paraît fluctuante dans toute sa masse. — Plumasseau imbibé d'eau végéto-minérale, compression.

24 oct. Le travail inflammatoire a converti toute la tumeur en une collection purulente étendue. — Ut supra.

28 oct. La peau est mince, violacée vers l'angle interne. Ponction sous-cutanée avec un trocart Dieulafoy sur le bord externe de l'adénite, vers le sommet de la cuisse; issue d'un pus sanguinolent. — Compresses saturnines et compression.

4 nov. La peau a repris ses adhérences. Un peu d'induration vers l'angle externe, près de la ponction. Ulcération de la ponction. — Plumasseau au glycérolé de cuivre et compression.

13 nov. L'ulcération de la ponction n'a pas fait de progrès. La peau reprend sa tonicité et sa coloration normales; petit abcès vers le pli scrotal. — Ut supra.

25 nov. Les ulcérations ont meilleur aspect et marchent vers la cicatrisation. La peau a repris sa tonicité et sa coloration normales, ainsi que l'adhérence aux tissus subjacents. — Ut supra.

4 déc. Les deux plaies sont cicatrisées; on sent quelques noyaux d'induration. — Badig. teint. iode et compression.

15 déc. La peau est ferme, les cicatrices solides. Le malade est un peu débilité.

21 déc. L'état général est excellent; la guérison complète, le malade sort.

ADÉNITES RAMOLLIES

La tumeur ramollie présente au sommet un foyer purulent plus ou moins étendu, enchâtonné, en quelque sorte, dans une masse rénitente, avec peu de rougeur à la peau.

Pour hâter la résolution de la partie indurée, on fait un badigeonnage de teinture d'iode; lorsque la teinture est évaporée, on place une compresse imbibée d'eau végéto-minérale, et l'on applique la compression. Le malade arrose dans la journée la compresse avec la solution saturnine, s'il éprouve un peu de chaleur.

La tumeur peut être ramollie uniformément avec rougeur de la peau, ou bien la masse entière est molle, fluctuante par places, avec des nodules d'induration, rougeur vive de la peau. On applique un vésicatoire, et, le lendemain, la compression, avec des compresses imbibées d'eau végéto-minérale, dont l'humidité est entretenue par le malade dans la journée.

Après trois ou quatre jours, le pansement est défait : la tumeur est flasque, la peau ridée, mobile, décollée dans toute l'étendue du foyer purulent. On fait un badigeonnage de teinture d'iode, et l'on remet le bandage compressif, que l'on continue à humecter comme les jours précédents. La peau reprend vite sa tonicité normale et ses adhérences.

OBS. V. — **Deux chancres en arrière du gland.**

VASTE TUMÉFACTION GLANDULAIRE A DROITE

Pins..., n° 30, brigadier au 1er rég. de pontonniers. Entré le 14 octobre.
Invasion, 28 jours. Sorti le 12 novembre.

DATES.	HISTORIQUE.	TRAITEMENT.
	Six jours après l'infection, deux chancres sur la muqueuse, en arrière de la couronne du gland, à gauche. Dix jours après, engorgement des glandes de l'aine droite.	
15 oct.	*Etat actuel.* — Tuméfaction glandulaire considérable dans le pli inguinal droit. La tumeur est rouge, molle, saillante, chaude, douloureuse ; sa base enflammée envahit le sommet de la cuisse et l'épine iliaque.	Compresses saturnines et compression.
18 oct.	La rougeur de la base est moins étendue et la chaleur moins vive. La tumeur est aussi moins rouge ; sa tension et son volume ont considérablement diminué.	Ut supra.
20 oct.	La tumeur seule est encore un peu rouge vers le sommet ; elle est moins saillante et offre la sensation d'un empâtement ; le centre est fluctuant.	Ut supra.
22 oct.	La tumeur est réduite ; il ne reste qu'un empâtement sous-cutané à l'emplacement qu'elle occupait.	Badig. teint. iode et compression.
26 oct.	La tumeur est effacée ; on ne sent plus d'induration ni d'empâtement dans le pli inguinal ; la peau est un peu ramollie vers le centre de la tumeur.	Ut supra.
4 nov.	La peau a repris sa densité et sa couleur normales ; on ne sent par la pression aucun glandule, aucun noyau d'induration.	Idem.
8 nov.	La peau est ferme ; elle a repris sa tonicité normale et ses adhérences.	Compression sèche.
12 nov.	La guérison est complète ; le malade rejoint son corps.	

OBS. VI. — **Chancre en arrière du gland.**

ADÉNITE RAMOLLIE A GAUCHE.

M..., n° 30, matelot.   Entré le 2 décembre.
  Invasion, 12 jours.   Sorti le 19 décembre.

DATES.	HISTORIQUE.	TRAITEMENT.
	Quatre jours après l'infection, apparition d'un chancre sur la muqueuse en arrière du gland. — Huit jours après, engorgement des ganglions des plis des aines.	
3 déc.	*Etat actuel.* — Induration d'un ganglion dans le pli de l'aine du côté droit, offrant le volume d'une noisette. — A gauche, tumeur glandulaire volumineuse, molle, avec quelques nodules dans sa masse. La peau est chaude, rouge ; sa pression est très douloureuse.	Vésicatoire sur taffetas Roze et spica
4 déc.	La douleur est moins vive. La masse semble empâtée avec quelques points fluctuants.	Plumasseau imbibé d'eau végéto-minérale et compression.
7 déc.	La douleur et la rougeur inflammatoire ont disparu ; le ramollissement s'est étendu dans toute la masse glandulaire ; la tumeur est flasque et affaissée vers le centre.	Badig. teint. iode, compresses saturnines et compression.
10 déc.	La tumeur est aplatie, empâtée dans toute son étendue ; la peau est décollée sur une surface égale à celle d'une pièce de 5 francs.	Ut supra.
14 déc.	La tumeur n'est plus apparente ; on sent un peu d'empâtement sous-cutané.	Badig. teint. iode, compression.
16 déc.	La peau est ferme, bien adhérente aux tissus sous-jacents. Il reste encore quelques nodules empâtés.	Badig. teint. iode compression.
18 déc.	Il ne reste plus de trace de l'adénite ; le malade retourne à son bord.	

ADÉNITES ABCÉDÉES

4° TUMÉFACTION GLANDULAIRE FLUCTUANTE SANS
INFLAMMATION

Parfois il arrive qu'au lieu de se résoudre, la tumeur
ramollie est envahie par une inflammation subaiguë. Elle
devient fluctuante, douloureuse, se convertit, en un mot,
en une collection purulente. On applique un plumasseau
de charpie, imbibé goutte à goutte de teinture d'iode, que
le malade arrose dans la journée avec l'eau végéto-minérale, et l'on fait la compression.

La marche de l'adénite doit être surveillée attentivement.
La tumeur s'affaisse, la peau se relâche à mesure que le
pus est résorbé. Ou bien la collection purulente augmente,
la peau demeure tendue, luisante, s'amincit, devient violacée, bleuâtre par places, il faut avoir recours à l'aspiration
sous-cutanée.

Obs. VII. — **Chancres pubiens.**

ADÉNITE ABCÉDÉE DOUBLE.

Hablel ben el Rabach, 1er rég. de spahis.   Entré le 15 septembre.
Invasion, 6 jours.   Sorti le 13 novembre.

DATES.	HISTORIQUE.	TRAITEMENT.
16 sept.	*État actuel.* — Le malade présente deux chancres sur le pubis ; les bords sont saillants, reposant sur une base indurée du tissu cellulaire. — Adénite double, indolente ; plus volumineuse et fluctuante à gauche, ramollie à droite.	Badig. teint. iode compression double.
20 sept.	L'adénite est presque entièrement résorbée à droite ; on perçoit encore la fluctuation dans l'adénite gauche.	Ut supra.
23 sept.	La tumeur est flasque, vide, affaissée ; gros noyau d'induration vers le bord inférieur, qui avait été masqué par l'abcès ; empâtement sous-cutané à droite.	Idem à droite, friction, mercurielle et compression à gauche.
19 oct.	Guérison complète à droite. — L'abcès entièrement résorbé, laisse la peau décollée dans toute l'étendue qu'occupait le foyer ; l'induration sur lequel il repose reste dans le même état.	Friction mercurielle et compression.
25 oct.	L'induration s'est ramollie ; elle est remplacée par de l'empâtement de toute la masse. La peau est moins flasque.	Plumasseau de charpie imbibé de teinture d'iode et compression.
27 oct.	La tumeur offre une consistance uniformément molle ; la peau paraît plus raffermie, et avoir repris un peu de sa tonicité.	Idem.
4 nov.	Empâtement sous-cutané, avec un décollement étendu de la peau.	Idem.
13 nov.	On ne perçoit aucune trace de l'engorgement glandulaire, la peau est ferme et un peu empâtée. Le malade rejoint son escadron.	

Obs. VIII. — **Chancre en arrière du gland.**

ADÉNITE ABCÉDÉE A GAUCHE.

Alach..., n° 30, 1er rég. de pontonniers.   Entré le 28 octobre.
    Invasion, 12 jours.   Sorti le 20 décembre.

DATES.	HISTORIQUE.	TRAITEMENT.
29 oct.	*État actuel.* — Tumeur volumineuse, fluctuante, indolente à la pression, située dans le pli inguinal gauche, près du pubis. Pas de changement de couleur à la peau.	Badig. teint. iode et compression.
7 nov.	La tumeur est entièrement affaissée ; on ne trouve qu'un peu d'empâtement à la place qu'elle occupait. — Au-dessous de la tumeur, sur le bord inférieur du ligament de Fallope, apparaît une nouvelle tumeur, du volume d'une aveline, ronde, rouge, fluctuante. Elle est recouverte d'un gâteau de charpie sèche.	Ut supra.
10 nov.	La tumeur abdominale a augmenté de nouveau de volume ; on perçoit la mobilité du flot.	Idem.
11 nov.	*Pour démontrer la nature purulente du liquide,* ponction aspiratrice avec l'appareil Diculafoy ; issue de *quelques gouttelettes* de pus bien lié, sanguinolent ; l'ouverture est oblitérée au collodion.	Compresses saturnines et compression.
12 nov.	La tumeur abdominale est enflammée dans toute sa masse ; le pus a augmenté de quantité, et distend fortement les parois cutanées du foyer. — La compression est suspendue.	Eau végéto-minérale.
nov.	L'inflammation a disparu. La tumeur est moins tendue.	Compresses saturnines et compression.
15 nov.	La tumeur est affaissée, aplatie ; on perçoit peu de liquide sous la peau, mollasse et décollée.	Badig. teint. iode et compression.
16 nov.	La résolution est complète. L'ouverture capillaire de la canule paraît s'ulcérer.	Plumasseau au glycérolé de cuivre et compression.
23 nov.	L'adénite est entièrement guérie ; la peau a repris sa tonicité et ses adhérences subjacentes. L'ouverture de la ponction a très	Idem.

bon aspect et tend vers la cicatrisation ;
léger suintement séreux.

4 déc. L'ouverture de la ponction est entièrement ci-　　Compression simple,
catrisée. Le malade est conservé encore　　sulfate de quinine.
quelques jours pour des accès de fièvre.

20 déc. Le malade n'a plus d'accès depuis quelques
jours. Sortit.

5° TUMÉFACTION GLANDULAIRE FLUCTUANTE AVEC INFLAMMATION

La collection purulente a envahi toute l'étendue de la
tumeur, et présente une dimension plus ou moins volumineuse. La peau est encore ferme, ou bien elle est amincie,
rouge, avec engorgement du tissu cellulaire de la périphérie, ou même avec irradiations inflammatoires.

On pratique sur les points culminants de la tumeur un
badigeonnage de teinture d'iode, et l'on applique le spica,
avec les compresses imbibées d'eau végéto-minérale. Sous
l'action de la teinture d'iode, et par son effet tannant, sous
l'influence du sel de plomb, la peau, amincie, se raffermit,
résiste à l'usure du pus ; on évite l'ulcération et la perfo-
ration. La phlogose diminue, l'abcès se résorbe, la peau
se détend, se ride et flotte sur toute l'étendue qu'occupait
le foyer purulent.

Il arrive parfois que le liquide ne se résorbe pas. La
peau s'amincit, prend une teinte livide sur quelques points,
il faut alors se hâter de vider l'abcès.

On introduit la canule la plus fine de l'appareil Dieulafoy, par le *point le plus élevé* de l'abcès, vers son bord
supérieur et externe, à travers la peau saine. Un aide
refoule le liquide des parties les plus basses, du côté

interne du pli inguinal vers la canule, et l'on applique la compression, que le malade arrose pendant la journée avec l'eau végéto-minérale. Au bout de trois ou quatre jours seulement, le pansement est défait. Dans la plus grande majorité des cas, l'abcès ne s'est pas reformé. On continue le même traitement jusqu'à la guérison complète. Les parois du foyer, rapprochées et maintenues en contact, adhèrent entre elles ; la peau reprend son épaisseur normale, il ne reste plus qu'une masse pâteuse, qui se résout bientôt complètement.

Lorsque l'ouverture de la ponction laisse suinter une petite quantité de sérosité purulente, qui imprègne les compresses, il faut lever le pansement tous les matins, car le pus amènerait rapidement l'ulcération de la peau.

Il arrive quelquefois que l'ouverture de la canule s'ulcère ; après avoir fait un badigeonnage avec la teinture d'iode, on recouvre l'adénite d'un plumasseau de charpie imbibé de glycérolé de cuivre, et l'on applique la compression. La guérison ne tarde pas à survenir.

Si la collection purulente s'était reformée, on ferait une nouvelle ponction aspiratrice, et l'on appliquerait la compression permanente sur un plumasseau imbibé de teinture d'iode. Je n'ai pas fait plus de trois aspirations successives dans une adénite ; une ponction a presque toujours suffi. Les plumasseaux de charpie imbibés de teinture d'iode ont donné d'excellents résultats, lorsque l'adénite suintait abondamment sous le bandage compressif ; après deux ou trois jours, la peau est redevenue ferme et le suintement s'est tari. Ce pansement convient surtout dans le cas d'adénites strumeuses suppurées, avec atonie des téguments.

OBS. IX. — **Chancres au frein.**

ADÉNITE ABCÉDÉE A DROITE

Chauff..., nᵒ 20, 5ᵉ hussards.
Invasion, 10 jours.

Entré le 21 décembre.
Sorti le 18 janvier.

DATES.	HISTORIQUE.	TRAITEMENT.
22 déc.	*État actuel* — Le malade présente une vaste tumeur molle, rouge, très douloureuse, dans le pli de l'aine à droite. Depuis huit jours, il a une adénite ; aucun traitement n'a été fait. La collection purulente est très considérable.	Plumasseau teint. iode et compression.
27 déc.	La tumeur est étalée, ridée, affaissée. Le liquide contenu dans l'abcès est en très petite quantité relativement aux dimensions de la poche.	Ut supra.
31 déc.	La résorption de l'abcès est complète. La peau est mince, molle et décollée.	Ut supra.
5 janv.	La peau a repris ses adhérences ; elle est ferme et résistante sous les doigts.	Badig. teint. iode et compression.
10 janv.	La guérison peut être considérée comme entière. La peau a acquis sa tonicité normale.	Ut supra.
17 janv.	Le malade sort complètement guéri.	

OBS. X. — **Chancre en arrière du gland.**

ADÉNITE ABCÉDÉE A DROITE

Pet..., nᵒ 20, 4ᵉ rég. de zouaves.
Invasion, 15 jours.

Entré le 18 octobre.
Sorti le 26 décembre.

DATES.	HISTORIQUE.	TRAITEMENT.
19 oct.	*État actuel.* — Deux chancres sur la muqueuse en arrière du gland. Adénite à droite formant une tumeur oblongue, un peu plus grosse qu'un œuf de poule, molle, très douloureuse au toucher.	Badig. teint. iode, compresses saturnines, arrosées dans la journée et compression.
28 oct.	La tumeur s'est ramollie ; on perçoit une fluctuation abondante.	Ut supra.
31 oct.	Affaissement de la tumeur. La peau est violacée et sans résistance.	Ut supra.
3 nov.	Résolution complète de la tumeur.	Badig. teint. iode et compression.

5 nov. La peau a repris sa tension normale et ses adhérences avec les tissus subjacents. — *Ut supra.*

9 nov. L'adénite est entièrement guérie, sans trace d'induration, sans mobilité ou amincissement de la peau. Le chancre continu à suppurer ; le fond est grisâtre.

16 nov. L'adénite inguinale a reparu à la suite de la cautérisation du chancre avec le sulfate de cuivre. — *Compresses saturnines et compression.*

18 nov. L'adénite est très apparente, mais étalée et molle ; la peau est rouge et chaude. — *Ut supra.*

22 nov. La tumeur est remplie de liquide, la compression est très douloureuse. — *Ut supra.*

23 nov. La tumeur, fluctuante, est très irritée et douloureuse. Le pourtour est rouge ; la peau est amincie et menace de se perforer. — *Ponction avec la sonde cannelée ; compresses saturnines et compression.*

25 nov. L'effet de la ponction a été excellent ; la rougeur périphérique et la sensibilité de la tumeur ont entièrement disparu. Le liquide ne s'est pas reformé. — *Ut supra.*

29 nov. Plus d'engorgement et de sensibilité. La peau reprend ses adhérences. — *Badig. teint. iode et compression,*

3 déc. La peau est ferme et a repris ses adhérences subjacentes. — *Ut supra.*

25 déc. Les téguments sont assez fermes pour permettre au malade de reprendre son service. Il n'existe aucune trace des adénites successives.

ADÉNITES ULCÉRÉES

L'adénite ulcérée se présente sous l'aspect d'une tumeur dure, rouge, ulcérée vers son centre, suivant la direction du pli inguinal. Elle est formée par un ganglion induré, entouré par un phlegmon ramolli du tissu cellulaire ambiant, ou par un engorgement glandulaire en voie de fonte purulente. Les bords de la plaie sont minces, irréguliers, épais, ou calleux ; d'autres fois la peau, qui recouvre le sommet abcédé de la tumeur, est perforée de deux ou trois pertuis. La pression fait écouler un pus sanieux, grisâtre, sanguinolent. On fait une friction mercurielle sur la partie indurée ; un bourdonnet de charpie, imbibé de glycérolé de cuivre, est placé sur la partie ulcérée, et l'on applique la compression. Dès que l'induration est ramollie, on remplace les frictions mercurielles par un badigeonnage de teinture d'iode, et l'on applique la compression, avec un gâteau de charpie imbibé de glycérolé de cuivre.

Les applications de teinture d'iode faites coup sur coup m'ont donné d'excellents résultats dans les cas d'indurations chroniques persistantes. Ce moyen est très énergique ; mais il a l'inconvénient d'être parfois assez douloureux sur des malades à peau fine et sensible. Il doit être réservé pour des circonstances exceptionnelles.

Obs. XI. — **Chancres au frein. — Syphilis.**
Adénite ulcérée et indurée.

Mir..., n° 40, 1ᵉʳ régim. de zouaves.   Entré le 12 avril.
Invasion, 21 jours.   Sorti le 3 décembre.

DATES.	HISTORIQUE.	TRAITEMENT.
	Lorsque, au mois de septembre, je pris le service, ce malade était en traitement depuis le 12 avril.	
	Deux jours après l'infection, il a eu deux chancres : l'un à droite, l'autre à gauche du frein, dont l'un était induré. Vers le 10 avril, survint une adénite inguinale à droite.	
	Le 1ᵉʳ mai, il a eu une roséole syphilitique, des plaques muqueuses à la gorge et aux lèvres. — L'adénite s'étant abcédée, elle fut ouverte par une longue incision au bistouri le 18 juin.	
	Etat actuel. — Induration glandulaire très volumineuse de tout le pli inguinal; ulcération à bords épais, calleux, occupant tout le tiers moyen du pli de l'aine; suppuration abondante et sanieuse.	Frict., mercurielle, plumasseau au glycérolé de cuivre et compression.
28 sept.	Pas de modifications sensibles.	
2 oct.	L'induration a pris la dureté du squirrhe. La tumeur est toujours aussi volumineuse; suppuration abondante et sanieuse.	Frict, linim. ammoniacal sur l'induration, plumasseau au glycérolé de cuivre; compression.
18 oct.	Même état.	Vésicatoire volant.
19 oct.	Même état.	Pans. du vésicatoire avec la pommade mercurielle.
28 oct.	Même état. — Un vésicatoire volant est appliqué de nouveau, et pansé le lendemain avec la pommade mercurielle.	
4 nov.	La tumeur, considérablement ramollie, a diminué de volume; le suintement est devenu légèrement purulent; les bords de l'ulcération se sont aplatis.	Badig. teint. iode; plumasseau au glycérolé de cuivre et compression.

20 nov.	L'induration a complètement disparu; l'ulcé- ration centrale est réduite aux dimensions d'une pièce de 2 francs.
2 déc.	L'ulcération est entièrement cicatrisée; plus Ut supra. d'induration périphérique. Le malade sort.

Obs. XII. — **Chancre mou. — Adénite suppurée à droite. Phagédénisme.**

X..., 3ᵉ d'artillerie.   Entré le 27 avril.
Invasion, 6 jours.   Sorti le 10 octobre.

DATES.   HISTORIQUE.   TRAITEMENT.

Le 15 mai, incision de l'adénite avec le bistouri; issue d'une petite quantité de pus.

2 sept. *Etat actuel.* — En prenant le service, je trouve
le malade dans l'état suivant : induration
glandulaire piriforme, dans le pli de l'aine
du côté droit, traversée dans sa longueur
par une plaie, à bords irréguliers, épais, déchiquetés, livides. — Teint. iode pure sur la
masse indurée. — Badig. de la plaie avec
acide chlor. 4, perchl. fer 4, eau 32). —
Après quelques minutes, application d'un
plumasseau imbibé de glycérolé de cuivre,
compression.

5 sept. Peu de changements; l'ulcération progresse.
— Une application de teinture d'iode est faite
sur la masse indurée; aussitôt après l'évaporation de cette couche, un badigeonnage
est de nouveau pratiqué sur la première application, on fait ensuite le même pansement
et la compression.

7 sept. Les deux applications coup sur coup de teinture d'iode ont provoqué jusqu'à midi une
douleur assez supportable, l'épiderme présente quelques phlyctènes. — Ce matin, nouveau badigeonnage de teinture d'iodure pure,
suivi d'un second après l'évaporation de la
première couche. La plaie est touchée avec
la solution; plumasseau au glycérolé et compression.

8 sept. Hier à la contre-visite, le malade souffrait encore des badigeonnages de teinture d'iode.

Le pansement a été défait; le plumasseau
au glycérolé est remplacé par un plumasseau imbibé d'eau saturnine, maintenu par
la compression. Le malade arrose le pansement avec l'eau végéto-minérale jusqu'au
soir. — Ce matin, l'engorgement glandulaire est plus volumineux, plus étendu; la
peau est chaude, la rougeur dépasse la trace
des badigeonnages; l'épiderme est soulevée
en grande partie; l'aspect de la plaie est
meilleur; la sanie devient purulente; même
pansement.

10 sept. L'inflammation et la douleur ont considérablement diminué, l'engorgement glandulaire est
pâteux, avec des nodules; bonne suppuration. — *Ut supra.*

15 sept. L'engorgement se résout par foyers. La plaie
se cicatrise vers sa partie interne. — *Badig. teint. d'iode;
plumasseau glycé-
rolé de cuivre et
compression.*

26 sept. L'engorgement glandulaire est à peine appa-
rent. La plaie est étroite et linéaire; il reste
quelques nodules.

3 oct. La plaie est entièrement cicatrisée; les bords
sont durs sur quelques points; on sent au-
dessous des cordons indurés. Le malade sort. — *Ut supra.*

7° TUMÉFACTION GLANDULAIRE ULCÉRÉE SANS INDURATION

Cette période ultime des adénites aiguës est le dernier
épisode de tout bubon envahi par la fonte purulente, dans
sa marche la plus défavorable.

La peau, décollée dans une étendue plus ou moins
grande, est mince, violacée par places, perforée par une
ou plusieurs ulcérations, molle et flasque sur le foyer purulent, mobile, formant soufflet, rejetant par la pression un
pus séreux ou sanieux, mélangé de bulles d'air. Le tissu
cellulaire de la périphérie est le siège d'un engorgement
ou d'un simple empâtement.

On fait un badigeonnage de teinture d'iode sur toutes les parties non ulcérées, on recouvre d'un plumasseau de charpie imbibé de glycérolé de cuivre, et l'on applique la compression. Lorsque la peau est atonique et l'écoulement abondant, le plumasseau de charpie est imbibé d'une solution formée d'une partie de teinture d'iode et de trois parties d'eau distillée, contenant un gramme d'iodure de potassium.

La compression serait arrosée, dans la journée, d'eau vegéto-minérale de Goulard, s'il y avait un peu trop de chaleur.

Obs. XIII. — **Chancre en arrière du gland. — Adénite double, ulcérée à droite.**

Comb..., n° 30, 12ᵉ esc. du train. Entré le 2 novembre.
Invasion, 20 jours. Sorti le 22 décembre.

DATES.	HISTORIQUE.	TRAITEMENT.
3 nov.	*Etat actuel.* — Chancre superficiel en arrière du gland. —A gauche, adénite volumineuse, rouge, ronde, dure et indolente au milieu du pli inguinal.	A gauche, lin. ammoniacal et compression.
	A droite, adénite à la partie interne du pli inguinal, rouge, ovale, indolente; semble formée par un paquet de cordons empâtés; elle laisse couler par la pression un pus sanieux, à travers deux grands pertuis ulcérés; la peau est flasque, violacée et mobile en soufflet.	A droite, badig. teint. iode et compression au glycérolé de cuivre.
5 nov.	A gauche, la tumeur est aplatie, molle, rouge. — A droite, la tumeur fournit abondamment un pus séreux.	Ut supra.
7 nov.	A gauche, disparition à peu près entière de la tumeur; noyau d'induration. — A droite, la tumeur est empâtée; la peau est rouge; les pertuis ulcérés donnent un pus séreux abondant.	A gauche, badig. teint. iode; à droite, plumasseau iodé; compression.
11 nov.	Résolution complète à gauche. — A droite, l'ulcération gagne; la tumeur est encore un peu rouge; elle a diminué beaucoup de volume.	Plumasseau iodé et compression.
14 nov.	L'ulcération a très bon aspect; la tumeur est considérablement réduite; peu d'inflammation des bords.	Ut supra.
20 nov.	L'engorgement glandulaire a complètement disparu; l'ulcération fait des progrès, mais très lents; les bords sont irréguliers, sans inflammation bien apparente. Le fond est pultacé.	Ut supra.
28 nov.	L'ulcération gagne vers le bord externe; le fond a bien meilleur aspect; il est rose, légèrement bourgeonnant.	Ut supra.
7 déc.	Les deux plaies sont à peu près entièrement cicatrisées.	
21 déc.	La cicatrisation est complète. Sorti.	

COMPTE RENDU SEMESTRIEL DES ADÉNITES INGUINALES SORTIES PENDANT LES MOIS

DE SEPTEMBRE, OCTOBRE, NOVEMBRE, DÉCEMBRE, JANVIER ET FÉVRIER (1880)

État des adénites à l'entrée.

			Sept.	Oct.	Nov.	Déc.	Janv.	Fév.	Partiel.	Général.	Durée moy.	Minim.	Max.
Dures		Résolution	5	11	11	13	19	17	76		14	7	19
	Abcédées (pendant le traitement.)	Résorption	4	6	9	7	6	7	39		18	12	60
		Ouverture spontanée	»	1	2	1	2	3	9	..135	33	22	45
	Ponction.	Ulcération de la piqûre	»	»	»	1	»	1	2		36	29	69
		Guérison	»	2	1	1	2	3	9		22	18	34
Abcédées		Résorption	1	1	4	3	2	1	10		15	8	60
		Ouverture spontanée	»	»	»	»	»	»	»		»	»	»
	Ponction	Ulcération de la piqûre	»	»	»	»	»	»	»	...17	»	»	»
		Guérison	»	1	1	2	1	2	7		14	11	25
Ulcérées		Guérison							24	24	32	21	75
		TOTAL	10	22	28	28	32	34	176	176	23	7	75

NOTA. — La durée du traitement est comptée du jour de l'entrée jusqu'à celui de la sortie.
Il comprend le traitement du chancre, de l'adénite jusqu'à l'entier rétablissement du malade.

BIBLIOGRAPHIE

Astruc. — *De morbis veneris*. Paris, 1736.

Méry (F.) *et* Claude (Jos-Gentil). — *An venereus skirrodes, absque. cauterio curandus ? aff.* Paris, 1751, in 4°, *recus en Haller disp. chir.*, t. IV, p. 457.

Bourru. — *L'art de se guérir soi-même dans les maladies vénériennes*, p. 1779.

Goulard. — *OEuvres de chirurgie*. Pézénas, 1779, t. II, p. 82.

Cirillo (D.). — *Osservazioni pratiche interno alla lue venerea.* Napoli, 1783, trad. française par Aubert. Paris, 1803.

Schmidt (W. L.).— *Diss. de bubone venereo.* Kœnigsberg,1785,in-4°.

Swédiaur (F.). — *Taité des maladies vénériennes*, 1785, 7° édition. Paris, 1817.

Hunter (J.). — *Treatise on the venereal disease*, 1786, trad. par Audiberti. Paris, 1787, traduit par Richelot, notes et additions par Ph. Ricord, 3e édition, 1859.

Bertrandi. — *Opere anatomiche et cerusiche, etc.* Torino, 1786, 1796.

Ploucquet (W. God.).—*Resp. Ch. Wagner diss. de bubonibus inguinalibus syphiliticis.* Tubingue, 1787, in-4°.

Nisbet (Will.). — *First lines of the theory and practice in venereal disease.* Edinburgh, 1787, trad. française par Petit-Radel. Paris, 1788.

Lombard (C. A.). — *Cours de chirurgie pratique sur la maladie vénérienne.* Strasbourg, 1790.

Bell (B.). — *Treatise on the gonorrhœa virulenta and lues venerea.* Edinburgh, 1793, trad. par Bosquillon. Paris, an X.

KERNDL. — *Chirurgische practische Abhandlung über die Vene-rische*. Drüsenbeule et Wien, 1795.

THOMANN (J. N.). — *Einige Bemerkungen über die Behandlung der venerischen Leistendrüsen-Geschwulste in Röschlaub's Magazin*, t. II, 1800.

COTTON (Cés.-Vict.). — *Diss. sur les bubons syphilitiques et vénériens*. Thèse de Paris, 1802.

CAPURON (J.). — *Aphrodisiographie ou Tableau de la maladie vénérienne*. Paris, 1807.

PFTIT-RADEL. — *Cours de maladies syphilitiques fait aux écoles de médecine de Paris*, en 1809 et années suivantes. Paris, 1812.

DELPECH (J.). — *Chirurgie clinique de Montpellier, etc.* Paris et Montpellier, 1823.

BONNARD (J. I.). — *Essai sur les bubons syphiliques*. Thèse de Montpellier, 1823.

RICHOND (A.). — *Considérations générales sur l'iode et observations propres à démontrer l'utilité de cette substance dans le traitement de la blennorrhagie et des bubons vénériens* (*Arch. gén. de méd.*, 1824, 1re série, t. IV, p. 321).

JOURDAN (A. J. L.). — *Traité complet des maladies vénériennes*. Paris, 1826.

RICHOND (des Brus.) — *De la non-existence du virus vénérien*. Paris, 1826.

METZIG (J. H. Chr.). — *Diss. de bubonibus syphiliticis*. Berlin, 1826, in 8°.

MORDRET. — *Mémoire sur l'existence du virus syphilitique* (*Journal général de médecine*, août 1827).

KŒVE (F. L. F.). — *Diss. de bubone syphilitico*. Rostock, 1828.

LAGNEAU (L. V.). — *Traité pratique des maladies syphilitiques*. Paris, 6e édition, 1828, art. *Bubon* du *Dict.* en 30 vol., 1834.

BEBIN (Paul). — *Sur le traitement du bubon vénérien*. Thèse de Strasbourg, 1831.

BEAUNEZ (de). — *Inflammations des ganglions inguinaux simulant un bubon vénérien* (*Journ. de méd. et de chirurg. pratiques*, 1832; même recueil, 1834, p. 503).

MALAPERT (A. F.). — *Du traitement des maladies vénériennes par l'application directe du deutochlorure de mercure en dissotion sur les tissus affectés primitivement ou consécutivement* (*Arch. de méd.*, 1832; *Journal de méd. et de chirurg. pratiques*, 1837).

FERGUSSON. — *On the treatment of chronic bubo by pressure* (*Me-*

dical Gazette 1833. — Analyse dans *Arch. gén. méd.*, juillet 1833).

DEZEIMERIS. — *Dict. de médecine ou Répertoire général des sciences médicales*, t. VI, p. 96, 1834 (Bibliogr.).

REYNAUD (de Toulon). — *Nouveau traitement local des bubons* (*Journ. des connaissances méd.-chirurg.*, 1834, 2ᵉ année p. 33). — *Nouvelles observations sur le traitement des bubons vénériens par les vésicatoires* (*Gaz. méd.*, 1835, p. 628). — *Considérations pratiques sur les bubons et sur leur traitement* (*Bull. gén. thérap.*, 1844, t. XXVI, p. 262). — *Traité pratique des maladies vénériennes*. Toulon, 1845.

BOYER (Ph.). — *Traité pratique de la syphilis*. Paris, 1836.

VALLETEAU. — *Note sur l'emploi du cautère actuel pour ouvrir les bubons vénériens et sur l'application du moxa contre les bubons indurés chroniques* (*Recueil de mém. de méd., de chirurg. et de pharm. milit.*, 1836, t. XL, p. 229).

VELPEAU. — *Mémoires sur les maladies du système lymphatique* (*Arch. gén. de méd.*, 1836, 2ᵉ série, t. X).

DESRUELLES. — *Traité pratique des maladies vénériennes*. Paris, 1836. — *Lettres écrites du Val-de-Grâce sur les maladies vénériennes*, 3ᵉ édition. Paris, 1847.

LUCAS CHAMPIONNIÈRE. — *Recherches pratiques sur la thérapeutique de la syphilis*. Paris, 1836. — *Journ. de méd. et de chirurg. pratiques*, art. 936, 937, 972, 973, 988, 1408, 2051.

BINET (P.). — *Considérations sur le bubon vénérien primitif*. Thèse de Paris, 1837, n° 91.

HENROTAY. — *Considérations sur les bubons et leur traitement* (*Annales et Bulletins de la Soc. de méd. de Gand*, et *Bull. de thérap.*, Paris, 1838, t. XV).

RICORD (Ph.). — *Traité pratique des maladies vénériennes*. Paris, 1838. — *Clinique iconographique de l'hôpital des vénériens*. Paris, 1842-1851. — *Notes à Hunter, Traité de la maladie vénérienne*. Paris, 1845-1859. *Lettres sur la syphilis* (*Union médicale*, 1850-1851, 3ᵉ édit., 1863). — *Leçons sur le chancre*, rédigées et publiées par Alfred Fournier. Paris, 2ᵉ édit., 1860. — *Leçons cliniques* (*Gaz. des hôpit.*, 1841, 1843, 1847). — *Quelques considérations sur le bubon et sur son traitement* (*Bulletin gén. de thérap.*, 1843, t. XXIV) ; *Bulletin de thérap.*, t. XXVII, etc.).

FORGET (Amédée). — *Considérations pratiques sur le bubon, pour servir au traitement des affections syphilitiques* (*Bull. de thérap.*, 1838, t. XIV).

VALLACE. — *A treatise on the venereal disease and its varietis.*
London, 1838.

VIVEFOY. — *De l'avantage des ponctions dans le traitement des
bubons (Journ. des connaiss. méd.-chirurg.*, 1839).

DAIME (de Marseille). — *De la cautérisation des bubons (Journ. des
connaiss. méd.-chirurg.*, 1839).

AUBREY (J.). — *Des ponctions multiples employées dans le traitement des bubons (Gaz. méd.*, 1840, p. 523).

BEAUMÈS (P.). — *Traité théorique et pratique des maladies vénériennes.* Paris, 1840.

PAYAN. — *Du traitement local du bubon inguinal suppuré (Recueil
des travaux de la Soc. méd. d'Indre-et-Loire).* — Analyse dans le
Journ. de méd. et de chirurg. pratiques, 1841, p. 158.

HULARD. — *Des ponctions multiples dans le traitement des bubons
en voie de suppuration (Bull. gén. de thérap.*, 1841, t. XXI, p. 108).

MARCHAL (de Calvi). — *Mémoire sur le traitement du bubon (Ann.
de la chirurgie française et étrangère*, 1841, t. I p. 20). —
Des traitements du bubon par l'injection iodée (Gaz. des hôp.,
1846, p. 451).

CASTELNAU (H. de). — *Quelques considérations sur la nature des
bubons d'emblée (Arch. gén. de méd.*, 1842, 3e série, t. XV, p. 42).
— *De la nature des bubons d'emblée (Annales des maladies de
la peau et de la syphilis*, publiées par A. Cazenave, 1845, t. II,
p. 38, 65, 97).

HUGUIER. — *Leçons cliniques sur les maladies des organes génitaux de la femme*, recueillies par Bessières (*Gaz. des hôp.*, 1843,
n° 65).

DIDAY. — *Incision sous-cutanée des vaisseaux lymphatiques de
l'aine comme moyen préservatif du bubon (Journ. de méd. de
Lyon*, août 1843, et *Bull. de thérap.*, Paris, 1843, t. XXV p. 225).
— *Sur le mécanisme de la formation des bubons dits d'emblée
(Gaz. méd. de Paris*, 1845, p. 574). — *Note sur un procédé pour
l'extirpation des ganglions lymphatiques engorgés (Journ.
de méd. de Lyon*, 1848). — *Traité de la syphilis des nou-
veau-nés et des enfants à la mamelle.* Paris, 1854. — *Ponction
initiale des bubons (Gaz. hebdom.*, 1856). — *Exposition critique
et pratique des nouvelles doctrines sur la syphilis.* Paris, 1858.
— *Histoire naturelle sur la syphilis.* Paris, 1863. — *Notes sur
les origines du bubon (Gaz. méd. de Lyon*, oct. 1863, p. 431).

AUBRY. — *De l'inflammation des ganglions lymphatiques de la
région inguinale.* Thèse de Paris, 1843.

CHABRELY. — *De la cautérisation dans le traitement des bubons* (*Bull. gén. de Bord.* et *Bull. méd. de thérap.*, 1843), p. 225, n° 464)).

SCHUTZENBERGER. — *Considérations sur la spécificité du bubon vénérien* (mém. lu à la Soc. de méd. de Strasbourg) (*Gaz. méd. de Strasbourg*, 1843, p. 289, 335).

HÉLOT. — *Théorie de la syphilis.* Thèse de Paris, 1844.

TROSSAT (J.). — *Dissertation sur le bubon vénérien.* Thèse de la faculté de Strasbourg, 1844, n° 134).

BOYS de LOURY et COSTILHES. — *Du bubon chez les femmes et de son traitement* (*Gaz. méd. de Paris*, sept. 1845, p. 570).

CAVRERA. — *Sur la méthode de Malapert modifiée dans la cure des bubons syphilitiques* (*Giornale delle scienze mediche publicato dalla Academ. reale di Torino*, 1846; analyse dans *Gaz. méd. de Paris*, 1847).

ROUX (Jules). — *Du bubon vénérien suppuré et de son traitement local par les injections iodées* (*Arch. gén. de méd.*, 1846, 4° série, t. XII, p. 1 ; et 1847, t. XIII, p. 297).

GABALDA. — *Considérations sur les bubons scrofuleux et syphilitiques* (*Bull. gén. de thérap.*, 1846), t. XXXI, p. 298).

DUPUIS (Charles). — *Affections des ganglions lymphatiques de l'aine.* Thèse de Paris, 1846, n° 56).

MARMY. — *Études cliniques sur l'emploi combiné de la ponction des injections iodées dans le traitement des adénites inguinales suppurées de nature syphilitique* (*Gaz. méd. de Strasbourg*, 1847 ; *Gaz. méd. de Paris*, 1847).

ROSENBAUM. — *Histoire de la syphilis dans l'antiquité.* Trad. par Santlus. Bruxelles, 1847.

ROBERT (C. A.). — *Adénite ou bubon d'emblée, remarque clinique sur cette affection* (*Gaz. des hôp.*, 1847).

LUTENS. — *Bubons syphilitiques traités au moyen de la pommade au nitrate d'argent* (*Journ. de méd. d'Anvers*, août 1848, et *Bull. de thérap.*, 1848, t. XXXV).

SOLLY (J.). — *On creeping bubo* (*London journ. of. med.*, mai 1849 ; — Analyse dans *Archiv. gén. méd.*, 1849, 4° série, t. XXI, p. 218).

GAMBERINI (P.). — *Clinique syphilitique.* Trad. par Fr. Cazalis (*Annales des maladies de la peau et de la syphilis*, 1850-51, t. III).

BEAU (Louis). — *Du bubon vénérien et de son traitement local particulier.* Thèse de Montpellier, 1850, n° 31.

VIDAL (de Cassis). — *Traitement local des bubons suppurés ; avantage des ponctions multiples* (*Gaz. des hôpit.*, 1851, p. 445, et *Bull. génér. de thérap.*, 1851, t. XLI). — *Du bubon* (*Gaz. des hôp.*,

1851, p. 381). — *Traité des maladies vénériennes*, 2ᵉ édit. Paris, 1855).

RASEZ (E. D.). — *Quelques mots sur le bubon syphilitique et sur son traitement local*. Thèse de Montpellier, 1851.

ACTON (W.). —*A practical treatise on disease of the urinary and generative organs*. London, 2ᵉ édit., 1851.

HANSE. — *Quelques considérations sur le bubon et son traitement, notamment sur le traitement du bubon suppuré par les injections iodées*. Thèse de Paris, 1852, n° 40.

SALNEUVE (G. E.). — *De la valeur séméiologique des affections ganglionnaires*. Thèse de Paris, 1852.

BERTHÉRANT (A.). — *Traité des adénites idiopathiques*. Strasbourg, 1852. — *Précis des maladies vénériennes, de leur doctrine et de leur traitement*. Strasbourg, 1852.

BONNAFOND. — *Considérations sur un nouveau mode de traitement des adénites suppurées et particulièrement du bubon* (Union méd., 1852). —*Emploi du séton filiforme contre les adénites en général et surtout contre les bubons* (Mém. de méd., de chir. et de pharm. militaires, 1854). — *Mémoire sur l'emploi du séton filiforme dans le traitement des tumeurs abcédées en général et en particulier des bubons suppurés* (Mémoire lu à l'Académie des sciences, 8 décembre 1856; Revue médicale, 1857).

BASSEREAU (Léon). — *Traité des affections de la peau symptomatiques de la syphilis*. Paris, 1852.

SARRHOS (E. G). — *De la syphilis primitive*. Thèse de Paris, 1853.

CLERC (F.). — *Du chancroïde syphilitique*. Paris, 1854. — *Traité pratique des maladies vénériennes*. Paris, 1866.

MARATRAY (Louis). — *De la syphilis primitive ou locale et de l'unité du virus syphilitique*. Thèse de Paris, avril 1854.

BATAILLER (A.). — *De l'adénopathie vénérienne*. Thèse de Paris, août 1854, n° 214.

MILTON (J. L.). — *On the use of tartar-émétic in inflammation of the cellular tissue* (the lancet 1850). — *On the treatement of bubo* (the Lancet, 1853). — *Du traitement du bubon par les ponctions sous-cutanées.* (Bull. gén. de thérap., 1854, t. XLVII, p. 76).

KOPF. — *Du traitement de l'adénite syphilitique par les applications de teinture d'iode*. Thèse de Strasbourg, août 1854, 2ᵉ série, n° 325).

SIRUS-PIRONDI. — *Traitement du bubon par les applications topiques de teinture d'iode* (Revue thérap. du Midi, et Bull. gén. de thérap., 1855, t. XXLI, p. 276). — *Notes cliniques recueillies à l'Hôtel-Dieu de Marseille* (*Bull. de la Soc. de chir. de Paris*, 1855). — *Lettre à M. Diday sur le traitement du bubon ramolli Gaz. hebdom.*, 1856).

Bouisson. — *Mémoire sur le traitement du bubon ramolli d'après la méthode de M. Sirus-Pirondi* (*Revue thérap. du Midi*, 1855).

Delpech (G. L.). — *Des bubons vénériens.* Thèse de Montpellier, 1855, n° 65).

Broca. — *Du traitement des bubons vénériens suppurés* (*Bull. de thérap.*, 1856, t. LI, p. 208).

Puche (P.). — *Chancre serpigineux produisant dans sa quatrième année d'existence un bubon d'absorption à pus inoculable* (dans Ricord, *Leçons sur le chancre*, p. 396).

Reboul (P.). — *Des adénites vénériennes.* Thèse de Paris, 1857, n° 75).

Cogit (Frédéric). — *Traitement des bubons par la méthode Malapert.* Thèse de Strasbourg, 1858, 2° série, n° 421.

Pontus. — *De l'emploi du séton filiforme dans le traitement des bubons suppurés* (*Arch. belges de méd. militaire*, et *Bull. gén. de thérap.*, 1858).

Huebbenet (de Kieff). — *Recherches et expériences sur la syphilis* (*Union médicale*, mai 1858).

Debauge (H.). — *Traitement des chancres simples et des bubons chancreux par la cautérisation au chlorure de zinc.* Thèse de Paris, 1858, n° 198.

Collin (J.). — *Essai pratique sur la blennorrhagie et le chancre, précédé de quelques considérations générales de syphiliographie d'après les leçons cliniques du docteur Sirus-Pirondi.* Thèse de Montpellier, 1858.

Sigmund. — *Die chronische Schwellung der Lymphdrüssen bei Syphilis in pathologischer und thérapeutischer Beziehung* (*Wien. med. Wochenschrift*, 1859 et 1864, n° 49).

Ley (J. H.). *Quelques considérations sur les bubons.* Thèse de Paris, 1859, n° 242.

Marquez (de Colmar). — *Note critique sur l'emploi du séton filiforme dans le traitement des bubons suppurés* (analyse dans *Gaz. hebdom.*, 1860).

Gilbert. — *Traité pratique des maladies de la peau et de la syphilis*, 3° édit., 1860.

Melchior (Robert). — *Nouveau traité des maladies vénériennes.* Paris, 1861, p. 410.

CULLERIER. — *Précis iconographique des maladies vénériennes.* Paris, 1861. — *Bull. de la Soc. de chirurg.*, 1855. Dictionnaire des sciences médicales, t. III.

GIBERT. — *Traité de la syphilis.* Paris, 1861.

FOLLIN. — *Traité élémentaire de pathologie externe.* Paris, 1861, t. I, p. 651.

GUÉRIN (Alph.). — *Remarques pratiques sur le traitement du bubon (Bull. gén. de thérap.*, t. LX, p. 495). — *Maladies des organes génitaux externes de la femme.* Paris, 1864.

ROLLET (J.). — *Recherches cliniques et expérimentales sur la syphilis, etc.* Paris 1861. — *Traité des maladies vénériennes.* Paris, 1 65.

LEGRAND (A.). — *Du bubon d'emblée (Gaz. des hôp.*, 1862).

NETTER (A.). — *Note sur le traitement des bubons vénériens par les vésicatoires simples (Gaz. médicale de Paris*, 1862, p. 6).

NAYRAND (A.). — *Des adénites inguinales et de leur importance dans l'étude des maladies vénériennes.* Thèse de Paris, 1862, n° 93.

BALLET (B.). — *Du traitement des bubons par les vésicatoires.* Thèse de la faculté de Strasbourg, 1862, 2e série, n° 592).

NODET (Louis). — *Études cliniques et expérimentales sur les diverses espèces de chancre, et particulièrement sur le chancre mixte.* Thèse de Montpellier, 1863.

HARDY (Ch.). — *Mémoire sur les abcès blennorrhagiques.* Paris, 1864.

AMBROSOLI (Carlo). — *Gazzetta med. de Lombardia* (analyse dans la *Gaz. hebdom. de méd. et de chirurg.*, 1864).

PRIEUR. — *De l'iode à l'état métalloïde dans le traitement des adénites scrofuleuses cervicales et des adénites inguinale[s] d'origine syphilitique.* Rapport de M. Ricord (*Bull. de l'Académie de méd.*, 1864, t. XXX, p. 45).

HOLMES. — *A system of surgery theoretical and practical, in treatises by various authors.* London, 1854.

PETTERS. — *Prag. Vierteljahrschrift*, 1865, t. LXXXVI.

DAVASSE (Jules). — *La syphilis, ses formes, son unité.* Paris, 1865.

FOUCHER. — *Bubon phagédénique traité par le sulfate de cuivre (Gaz. des hôp.*, 1865).

DELAUNAY (E.). — *De l'adénite inguinale aiguë d'origine vénérienne et de son traitement chirurgical.* Thèse de Paris, 1865, n° 41.

FOURNIER (A.). — Art. *Bubon*, in *Nouveau Dict. de méd. et de chirurg. pratiques*, 1866, t. V, p. 757 (Bibliogr.).

BOURGUET (d'Aix). — *Du bubon d'emblée considéré comme accident primitif de la syphilis.* 1866.

ROLLET. — *Bubon,* in *Dict. encyclop. des sciences médicales,* t. XI, p. 236, 1869.

FOURNIER (A.). — *La syphilis,* 1530; *Le mal français,* 1546 (trad. et commentaires). Paris, 1869.

AUZIAS TURENNE. — *Esquisse historique et critique sur l'origine de la syphilis en Europe,* 1869.

TOMORITZ. — *L'aspiration sous-cutanée dans le traitement des bubons (Wien-med. Press,* 1869; *Bull. de thérap.,* 1871, p. 565).

WERTHEIH. — *Traitement du bubon par les injections hypodermiques (Wien. med. Wochenschrift,* 1870; *Lyon méd.,* 1871, nº 6 ; *Bulletin de thérap.,* 1870, p. 375).

DISSANDES-LAVILLATTE. — *Quelques consid. sur l'adénopathie tertiaire.* Thèse de Paris, 1871, nº 82.

LANCEREAUX (E.). — *Traité historique et pratique de la syphilis,* 2e édit. Paris, 1873.

FRANC JAKUBOWITS. — *Des injections parenchymateuses d'iodure de potassium dans le cas d'adénite syphilitique. Wien. med. Presse,* 1875, nº 16, p. 34 (analyse, *Gaz. hebdom.,* 1875, nº 33, p. 525).

JAMAIN (A.) et TERRIER. — *Manuel de pathologie et de clinique chirurgicales,* 3e édit., t. I, p. 547 (Bibliogr.), 1876.

CONWAY. — *Traitement abortif des bubons (the Lancet,* 4 août 1877. Paris, p. 159; *Bull. de thérap.,* 1877, p. 381).

MAIGROT. — *Bubon strumeux de l'aine.* Thèse de Paris, 1878. — Analyse dans le *Bull. de thérap.,* 1878, p. 526.

MULLÉ (J.). — *Du traitement des bubons inguinaux.* Thèse de Paris, 6 août 1879, nº 401.

LE PILEUR. — *Nouveaux faits en faveur de l'aspiration dans le traitement des bubons suppurés (Ann. de derm. et de syphil.,* 25 avril 1880, p. 224).

OTTIS (F. N.). — *Sulfure de calcium dans le traitement des bubons suppurés (New-York, Med. Journ.,* mai 1880, p. 472).

RIZAT (Armand). — *Manuel pratique des maladies vénériennes, avec planches en couleur.* Paris, 1881).

TABLE

FIN DE LA TABLE

PARIS. — IMPRIMERIE ÉMILE MARTINET, RUE MIGNON, 2.